MARGOT HELLMISS

BASEN
FASTEN
FÜRS WOCHENENDE

südwest

Inhalt

Herzlichen Glückwunsch: Auf Sie wartet ein herrlich entspannendes Wochenende! „Wellness in den eigenen vier Wänden, Gesundheit tanken und zu sich selber finden", ist das Motto. Und nebenbei bis zu zwei Kilo Gewicht loswerden. Natürlich ohne auf den Spaß am Essen verzichten zu müssen. Im Gegenteil: Sie werden Gefallen an einer speziellen Ernährungsform finden, die mit ausgewählten Gemüsen, Salaten, Früchten, Beeren und vielen leckeren Sachen dafür sorgt, dass weniger aggressive Säuren in Ihrem Organismus aufkommen, als das üblicherweise der Fall ist. Solche Lebensmittel werden basisch verstoffwechselt, was ungesunden Übersäuerungen entgegenwirkt und für ein mildes Innenklima im Körper sorgt. Wer den Dreh einmal heraus hat, was man bei dieser besonderen Ernährungsweise zu sich nehmen darf und was nicht, kann sich später auch im Alltag mehr Gesundheit auf den Teller laden.

Nicht zuletzt soll Ihr Erholungswochenende auch eine schonende und sanfte Fasteneinheit sein. Das heißt, es werden der Figur zuliebe etwas weniger Kalorien als sonst aufgenommen, und es wird auch einiges getan, was während einer längeren Kur sehr viel mehr Raum einnehmen würde. Die Entgiftungsorgane und der Fettabbau werden stimuliert, um im Organismus wieder „Klarschiff" zu machen. Vor allem die Verdauung wird durch die extra leichten Fastenspeisen wohltuend entlastet. Das verbessert Ihr Befinden und Ihr Aussehen und bringt Sie rundherum in Form. „Ballast abwerfen" ist das Thema, was dann immer auch eine seelische Komponente hat. Neben dem Körper werden auf wundersame Weise auch die Gedankenwelt und das Gefühlsleben spürbar erleichtert, wenn man sich einige Tage dem Basenfasten widmet. Körper und Geist sind eben eine Einheit, und gerade Übersäuerungen können die Stimmung arg vergiften, einen im Wortsinn „sauer" werden lassen.

Probieren Sie einfach einmal aus, wie das Basenfasten funktioniert. Sie werden angenehm überrascht sein!

Wenn Sie sich dafür begeistern können – im Praxisteil des Buchs finden Sie vier ausgearbeitete Wochenendprogramme – eines für jede Jahreszeit.

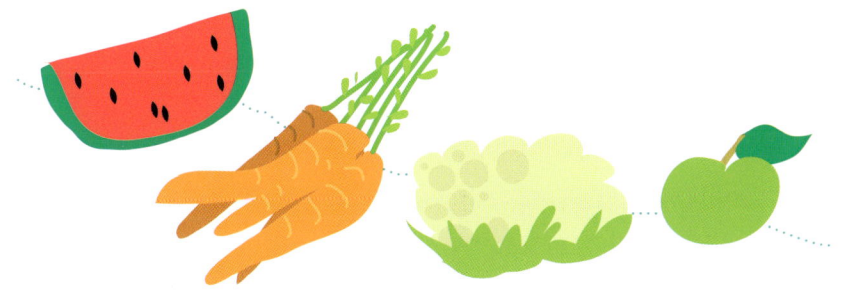

Basenfasten – sanft und effektiv

Die Säure-Basen-Lehre beweist auf wissenschaftlicher Grundlage, warum mehr pflanzliche Lebensmittel in der täglichen Ernährung so wichtig sind. Und sie zeigt auch auf, warum bei einem ständigen Zuviel an Nahrungsmitteln tierischen Ursprungs einige reine Obst- und Gemüsetage das Befinden so außerordentlich verbessern können. Denn dies hängt vom Gleichgewicht zwischen Säuren und Basen in unserem Organismus ab.

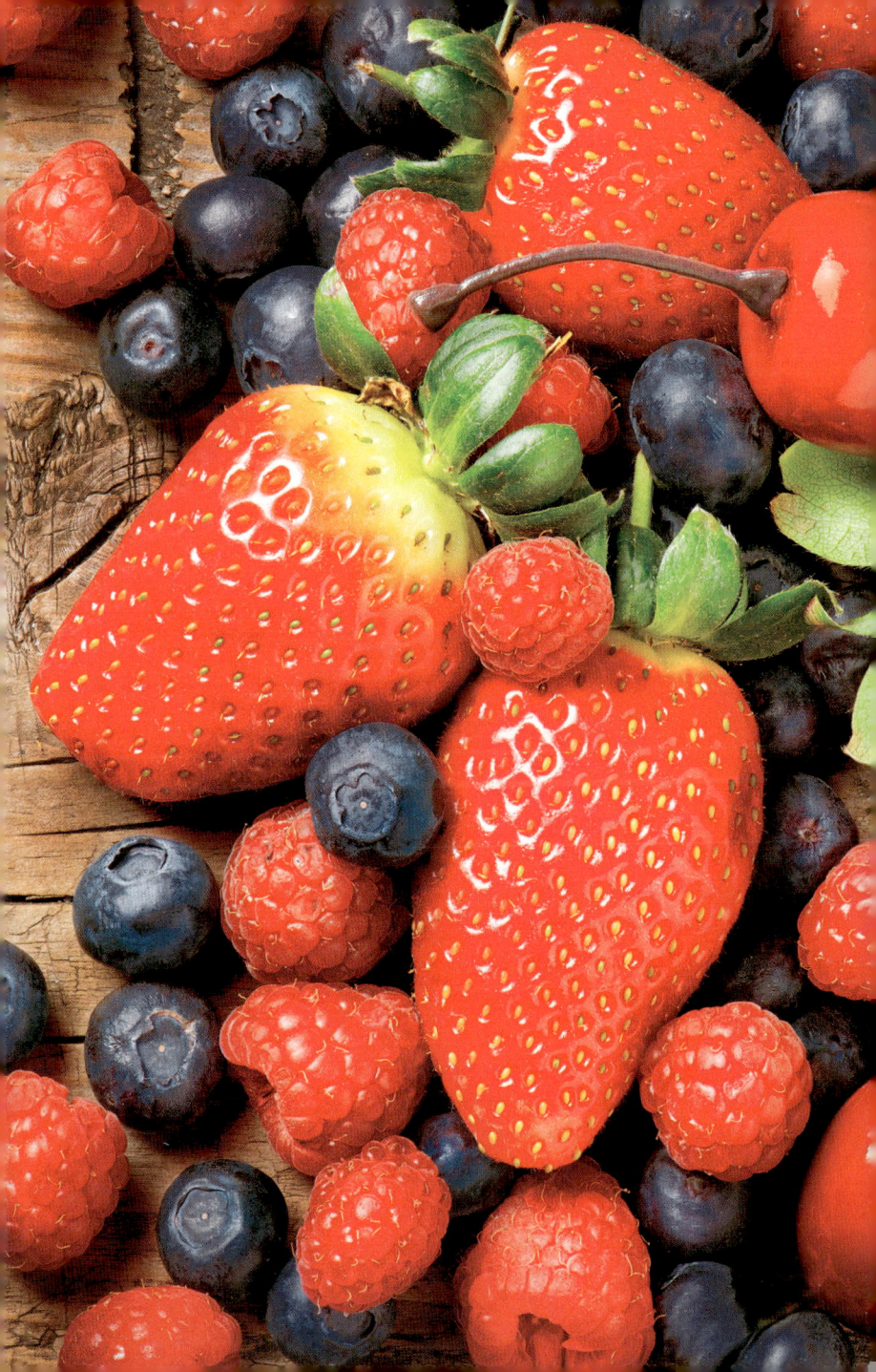

Säuren und Basen in der Balance halten

Vielen ist bekannt, dass Übersäuerung ein Gesundheitsrisiko darstellt. Deshalb folgt hier für alle, die fit bleiben und sich in ihrer eigenen Haut wohler fühlen wollen, ein genauerer Blick auf die Ursachen des innerlichen Sauerwerdens und wie man sich davor schützen kann.

Allzu sauer macht nicht lustig

In jeder Sekunde vollziehen sich innerhalb unseres Organismus, in Magen, Darm, Leber, Niere, Lunge und den Billionen Körperzellen unzählige Umwandlungsprozesse: Zuckermoleküle werden in Energie umgewandelt, Nahrungseiweiß wird in körpereigenes Eiweiß transformiert, Leberenzyme entschärfen Giftstoffe, und tausenderlei andere Umwandlungsvorgänge bilden zusammen genommen das, was man den „Stoffwechsel" nennt. Innerhalb dieses Wechsels von Stoffen fallen beträchtliche Mengen von Säuren an. Das ist ganz normal und nicht als negativ zu bewerten. Beispielsweise entsteht in unseren Körperzellen Kohlensäure. Werden dort bei der Energiegewinnung Kohlenhydrate wie Zucker „verbrannt", bildet sich Kohlendioxid, das dann – an Wasser gebunden – Kohlensäure ergibt. Sie wird mit dem Blut abtransportiert, um anschließend von der Lunge abgeatmet zu werden.

Bei der Verstoffwechselung von Eiweiß wiederum entsteht zwangsläufig Harnsäure, die über die Nieren ausgeschieden werden muss. Auch das ständig im Körper vorhandene absterbende Zellmaterial führt zur Bildung von Harnsäure.

Der Magen etwa produziert Salzsäure zur Zersetzung des Nahrungsbreis. Und auch im Darm werden bei der Verdauung zahllose Säuren freigesetzt, die neutralisiert oder ausgeschieden werden müssen.

Genau genommen gibt es überhaupt keine Nahrungsverwertung, ohne dass dabei Säuren produziert werden. Forschungen von Feodor Lynen vom Max-Planck-Institut erbrachten, dass jede der nötigen Umwandlungen von Fett, Eiweiß oder Kohlenhydraten im Organismus über das Zwischenprodukt Essigsäure geleitet wird. Bei besonders fettreicher Ernährung können so mehrere Hundert Gramm Essigsäure pro Tag im Körper aufkommen.

Wie wir „versauern"
Die in den unterschiedlichen Bereichen des Körpers und des Stoffwechsels entstehenden Säuren werden erst dann zum Problem, wenn es zu viele sind. Wenn der Säureüberschuss sozusagen aus dem Ruder läuft, ist die Gesundheit gefährdet. Gründe dafür gibt es viele, etwa Funktionsstörungen eines Entgiftungsorgans (Niere, Leber, Darm, Lunge, Haut), bei denen die Säuren nicht mehr unschädlich gemacht oder aus dem Körper abtransportiert werden können. Auch chronisches Sodbrennen oder Refluxkrankheiten des Magens gehören dazu. In so einem Fall wird meistens ärztliche Hilfe benötigt, und als begleitende Maßnahme oder zur Vorbeu-

gung kommt die Empfehlung einer Ernährungsumstellung zum Einsatz. Allerdings gibt es auch viele Säureprobleme, die wir ohne Weiteres direkt beeinflussen können:

- Bei zu großen Anstrengungen, bei denen uns „die Luft wegbleibt", wird infolge des Sauerstoffmangels Milchsäure in den Muskelzellen gebildet, die anschließend von der Leber verarbeitet werden muss. Da hilft ein besserer Trainingsplan.
- Bei Bewegungsmangel wiederum stauen sich ausscheidungspflichtige Säuren in Haut, Bindegewebe und Muskulatur.
- Rauchen belastet den Organismus bekanntlich auf vielfältige Weise. Dazu zählt auch eine Erhöhung der Säurebelastung durch die Nikotinsäure.
- Stress, Wut und Angst erzeugen eine saure Stoffwechsellage, weil es zu einer Überreizung des Sympathikus-Nervs im vegetativen Nervensystem kommt. Diese erhöht Körpertemperatur, Blutdruck und Blutzucker, stellt Gefäße eng und erzeugt auf Dauer vielfältige Störungen, die Übersäuerungen begünstigen.
- Und sehr großen Einfluss auf den Säurespiegel im Organismus übt selbstverständlich auch die Ernährungsweise aus: Zu viel Eiweiß, Hülsenfrüchte, Süßigkeiten oder Alkohol erhöhen die Säurebildung genauso wie überreichliches und zu hastiges Essen.

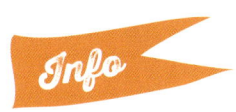

Krank durch Säuren

Wird der Organismus auf Dauer zu sauer, kann das – neben anderen Ursachen – eine ganze Reihe von Beschwerden und Krankheiten auslösen: Abgeschlagenheit, Abwehrschwäche, Allergien, Arthrosen, Bronchialerkrankungen, Gicht, Hautkrankheiten, Herzbeschwerden, Karies, Kopfschmerzen, Leberschwäche, Magen-Darm-Erkrankungen, Muskelkater, Nervosität, Nierensteine, Osteoporose, Rheuma, Schlafstörungen, Schwitzen, Übergewicht, Wachstumsstörungen.

Eine basenreiche Ernährung hält gesund

Säuren und Basen sind chemisch gesehen Substanzen, die sich gegenseitig neutralisieren, wenn sie aufeinandertreffen und dabei harmlose Salze bilden.

Deshalb ist ein einfaches Mittel, um das Überhandnehmen von Säuren im Organismus zu verhindern, ihn mit mehr Basen oder – wie man auch sagt – mit alkalisch wirkenden Substanzen zu versorgen. Lebensmittel, die solche Basen bereitstellen, ohne gleichzeitig auch die Säurebildung im Organismus voranzutreiben, sind vor allem unter Obst und Gemüse zu finden. Sie enthalten bestimmte Mineralien, die, wie es in der Fachsprache heißt, basisch verstoff-

wechselt werden. Dazu zählen
Kalium, Kalzium und Natrium.
Ein reichlicher Konsum dieser
Obst- und Gemüsesorten ist
eine wirkungsvolle Maßnahme, um nicht zu versauern.
Auch viel trinken und der Verzehr von Lebensmitteln, die die
Ausscheidungsorgane dazu anregen,
verstärkt Säuren aus dem Körper abzutrans-
portieren – wie Brennnesseln, Löwenzahn, Kürbis oder
Kresse –, wirkt einem Überhandnehmen von Säuren im
menschlichen Körper entgegen.

Weniger Säuren

Wichtig ist auch, die Bildung von Säuren im Organismus
so weit als möglich zu begrenzen, indem man wenig tieri-
sches Eiweiß in Form von Fleisch, Wurst oder Meerestieren
und seltener Süßkram verzehrt, denn auch der schiebt die
Säurebildung an. Und wie man am Beispiel der Süßigkeiten
sieht, kommt es bei der Säure-Basen-Frage nicht auf den
Geschmack eines Lebensmittels an, sondern nur darauf, ob
es sauer oder basisch verstoffwechselt wird. So können im
Gegensatz zu den Süßigkeiten auch einige sauer schme-
ckende Speisen wie rohes Sauerkraut oder Sauerampfer
basisch wirken, also keine Säuren im Organismus erzeugen. In solchen Fällen gilt: „Sauer macht nicht sauer".

Anders herum gesagt: Vieles, was sauer schmeckt, erzeugt nicht unbedingt Säuren im menschlichen Organismus.

Regelmäßige Bewegung ist gleichfalls von Bedeutung. Sie stimuliert den Säureabbau in den Geweben und regt die Ausscheidungsorgane zu Entsäuerungen an. Das schont unsere Basenreserven, hält fit und ist eines der besten Anti-Aging-Mittel.
In dieselbe Richtung wirkt es, für mehr Entspannung im Leben zu sorgen und/oder mit gezielten Übungen ungesunde Anspannungen abzubauen, was das Aufkommen von Stresshormonen begrenzt und das Nervensystem beruhigt. Atemübungen, die uns helfen, zur Ruhe zu kommen, unterstützen auch die Lunge bei ihrer Aufgabe, Kohlendioxid bzw. Kohlensäure auszustoßen.

Der pH-Wert als Maßstab
- Die Stärke einer Säure wird mit dem sogenannten pH-Wert angegeben, der zwischen 0 und 7 liegt, wobei die stärkste Säure den niedrigsten pH-Wert hat. Säuren mit pH-Werten zwischen 0 und 4 sind ätzend. Konzentrierte Salzsäure beispielsweise hat den pH-Wert 1.
- Wasser ist neutral und hat einen pH-Wert von 7.
- Die Stärke einer Base wird ebenfalls mit dem pH-Wert angegeben, hier liegt er zwischen 7 und 14, wobei sehr starke Basen Werte über 10 haben und ebenfalls ätzend sind wie beispielsweise konzentrierte Kalilauge.

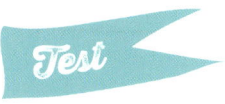

Wie sauer bin ich?

Mit einem Lackmuspapier aus der Apotheke kann man den pH-Wert seines Urins bestimmen. Vor dem Frühstück ist er am sauersten – mit Werten von etwa 5,0 bis 6,5. Eine Stunde nach dem Mittagessen sollte er am basischsten sein und etwa bei 7,5 bis 8 liegen. Wird am frühen Nachmittag häufig ein Wert unter 7 oder gar 6 ermittelt, besteht der Verdacht auf eine erhöhte Säurebelastung, und man sollte zur Sicherheit einen Arzt befragen.

Das richtige Innenklima

In den einzelnen Organen sind jeweils andere Säuregrade für ein gutes Funktionieren nötig. Am sauersten ist das Klima im Magen – mit pH-Werten zwischen 1 und 3. In der Muskulatur herrschen je nach Beanspruchung schwach saure Verhältnisse mit pH-Werten zwischen 6,3 und 6,9. Das Blut wiederum ist leicht basisch mit Werten zwischen 7,35 und 7,45. Am basischsten ist der Bauchspeichel mit pH-Werten von circa 8.

Wohltuende Basenfluten

Von gewissen Schwankungen abgesehen, müssen die unterschiedlichen pH-Werte im Organismus immer auf ihrem speziellen Niveau gehalten werden, um Gesundheit, Leistungskraft und die Funktionen des Körpers zu gewährleisten. Die im Stoffwechsel natürlicherweise freigesetzten Säuren sind also stets mit den richtigen Mengen an Basen in Schach zu halten. Oder anders gesagt: Die erwünschte Balance zwischen Säuren und Basen muss in den einzelnen Bereichen stets aufs Neue hergestellt werden. So kommt es mehrmals täglich – immer nach den Mahlzeiten – zu einer Art „Basenflut", die die Säurebelastungen in Blut, Geweben und Darm auf die erwünschten Werte begrenzen soll. Die dafür nötigen Basen werden unter anderem von den sogenannten Belegzellen des Magens hergestellt, sobald man etwas gegessen hat.

Der Bikarbonat-Puffer

Mit Kochsalz (NaCl), das im Blut zirkuliert (und letztlich aus der Nahrung stammt) und Kohlensäure (H_2CO_3), die bei der Energiegewinnung in unseren Körperzellen anfällt, bilden die Belegzellen des Magens Salzsäure (HCl) und Natriumbikarbonat ($NaHCO_3$). Letzteres wird auch „kohlensaures Natron" genannt. Es wirkt entgegen seinem Namen rein basisch und ist vielen auch als probates Mittel aus der Apotheke gegen eine Magenübersäuerung bekannt. In unserem Organismus stellt es den wichtigsten körpereigenen Säurepuffer dar.

Wie man an den Ausgangsstoffen von der Salzsäure des Magens und dem Natriumbikarbonat sieht, ist das Mineral

Natrium (Na) basenbildend, wohingegen das Chlor (Cl) für die Säureproduktion gebraucht wird. Isst man also Lebensmittel, die natürliches Natrium liefern, aber wenig gesalzen sind, stärkt man den wichtigsten Säurepuffer, über den unser Organismus verfügt.

Unabhängig von der Säure-Basen-Frage sollte man allerdings niemals zu viel Natrium aufnehmen (der Tagesbedarf liegt bei ca. 120 mg), denn als Gegenspieler des Kaliums kann zu viel Natrium den Wasserhaushalt im Organismus stören und ein ungesundes Austrocknen des Zellinneren hervorrufen. Bei genetisch vorbelasteten Personen kann dies zu erhöhtem Blutdruck führen.

Das Bindegewebe als Säuredepot

Werden im Organismus kurzfristig mehr Säuren gebildet, als von den körpereigenen Säurepuffern und sonstigen Basen aus dem aktuellen Nahrungsangebot neutralisiert werden können, gelangen sie erst einmal in Depots, um später unschädlich gemacht zu werden. So verfährt unser Körper auch mit Säuren, die von den Nieren verarbeitet werden müssten, aber dort wegen Überlastungen noch in der Warteschleife bleiben müssen. Als Zwischenlager hat sich vor allem das Bindegewebe etabliert. Es ist die Füllmasse zwischen Knochen, Organen, Muskeln und Nerven und hilft auch, unseren Wasserhaushalt zu steuern. Seine kollagenen Fasern können aber nicht nur Wasser speichern, sie dienen auch als Filter für Gifte und eben Säuren. Werden die eingelagerten Säuren bei den nächsten Basenfluten nicht ausreichend verarbeitet, bilden sich peu à peu saure Reste, die mit der Zeit das Bindegewebe verhärten und sowohl Aussehen als auch Wohlbefinden eines Menschen erheblich beeinträchtigen können. Erste Anzeichen dafür können sein:

• Gerötete Augen
• Geplatzte Äderchen im Gesicht
• Vorzeitige Faltenbildung
• Verfärbungen der Haut
• Zu starkes Schwitzen
• Allgemeine Bindegewebsschwäche
• Cellulite
• Verspannte Muskeln im Nackenbereich
• Müdigkeit
• Lustlosigkeit
• Reizbarkeit

Verschiebungen vermeiden
Bleibt die Säurebelastung des Bindegewebes bestehen, sind also die Depots dort dauerhaft überfüllt, kommt es zu einer weiteren Verschiebung der schädlichen Substanzen, zum Beispiel in Gelenke, Nerven oder in die Muskulatur.
Daraus können sich ernsthafte gesundheitliche Konsequenzen ergeben, denen man am besten rechtzeitig durch eine säureabbauende Ernährung, mit Sport und gelegentlich einigen Tagen Basenfasten begegnen sollte.

Entmineralisierungen

Das Verschieben von Säuren ist eine Möglichkeit des Körpers, um allzu saurer Dauerbelastungen Herr zu werden. Eine andere ist der Versuch, ersatzweise Basen zu mobilisieren. Der Organismus greift dann auf basische Mineralstoffquellen zurück, die eigentlich für andere Zwecke gedacht sind. Da kommt vor allem das Kalzium aus Skelett oder Zähnen als Ersatz in Frage. Dadurch werden Knochen, Gelenke oder das Gebiss entmineralisiert, und das kann auf längere Sicht zu Osteoporose, Arthrose oder einer ausgedünnten, anfälligen Zahnsubstanz führen.

Innere Reinigung

Zur allgemeinen Gesundheitsvorsorge lohnt sich immer ein Blick auf die Säure-Basen-Situation im Körper. (Der Lackmustest von Seite 14 kann dabei helfen.) Übersäuerungen verursachen anfangs höchstens leichte Beschwerden, beeinträchtigen etwa Aussehen und Befinden. Sie zu vermeiden, ist erst einmal eine Art innerkörperlicher Hygiene. Auf jeden Fall macht säurearme, basenreiche Ernährung putzmunter – durch die vielen Vitalstoffe, die damit aufgenommen werden. Nicht zuletzt unterstützt sie das Abnehmen und verhilft zu einem besseren Körperbewusstsein. Auf lange Sicht ist es für die Gesundheit aber unverzichtbar, Übersäuerungen im Stoffwechsel zu verhindern, denn mit den Jahren können sie ernste Folgen zeitigen.

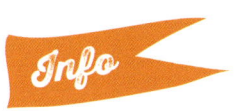

Info

Wird die ganze Welt sauer?

In unserer Umwelt sind zunehmend Übersäuerungen zu beobachten. Es gehört mittlerweile zum Allgemeinwissen, dass Wälder krank werden, weil sie ständig saurem Regen ausgesetzt sind, der Schwefelverbindungen enthält. Weniger bekannt ist, dass auch die Meere zunehmend von Übersäuerung bedroht sind. Das hat weniger mit den schwefelsauren Niederschlägen zu tun als vielmehr mit dem Treibhausgas Kohlendioxid. Unsere Autoauspuffe, Flugzeuge und Industrieschlote stoßen immer mehr Kohlendioxid aus. Kommt es mit dem Meerwasser in Berührung, bildet sich Kohlensäure, wodurch die Ozeane zunehmend versauern.

Außerdem haben wir Menschen die Meere erschreckend stark ausgebeutet und die Fischbestände bereits um rund 80 Prozent verringert. Und gerade die Fische wären es gewesen, die den Säuren im Wasser etwas entgegengesetzt hätten. Denn ihre Ausscheidungen enthalten basisches Kalziumkarbonat, das Kohlensäure und andere Säuren neutralisiert.

Basisches Essen

Alles, was wir essen, wird im Rahmen unseres Stoffwechselgeschehens umgewandelt.

Will man einer Übersäuerung vorbeugen, ist bei der Wahl der jeweiligen Lebensmittel in erster Linie darauf zu achten, wie sie verstoffwechselt werden. Und das ist mitunter nicht ganz einfach zu erkennen, weil es sich durch die bloße Kenntnis der Inhaltsstoffe nicht ohne Weiteres erschließt.

Viele Nahrungsmittel schmecken offensichtlich sehr sauer, enthalten also reichlich Säuren. Sie tragen aber trotzdem nicht zu einer Übersäuerung bei. Bestes Beispiel dafür sind reife Zitronen, die mit einem pH-Wert von etwa 2,3 ordentlich sauer sind. Ihre Säuren werden jedoch im Rahmen der Energieerzeugung in unseren Zellen verbrannt und belasten daher die Säurebilanz im Organismus kaum. Übrig bleiben die basischen Mineralstoffe der Früchte, wie 170 mg Kalium pro 100 Gramm, die aktiv am Säureabbau beteiligt sind. Kurzum: Die sauren Zitronen wirken basisch.

Ragnar Bergs Entdeckung

Der Begründer der Säure-Basen-Lehre, der Ernährungswissenschaftler Carl Gustav Ragnar Berg (1873–1956) aus Schweden, erkannte schon 1930, dass die Mineralien in Obst und Gemüse in unserem Organismus basisch wirken und Säurebildnern wie Fleisch oder Süßigkeiten vorzuziehen sind. Und er stellte auch schon fest, dass viele Basenlieferanten beim Kochen Schaden nehmen können, da ein

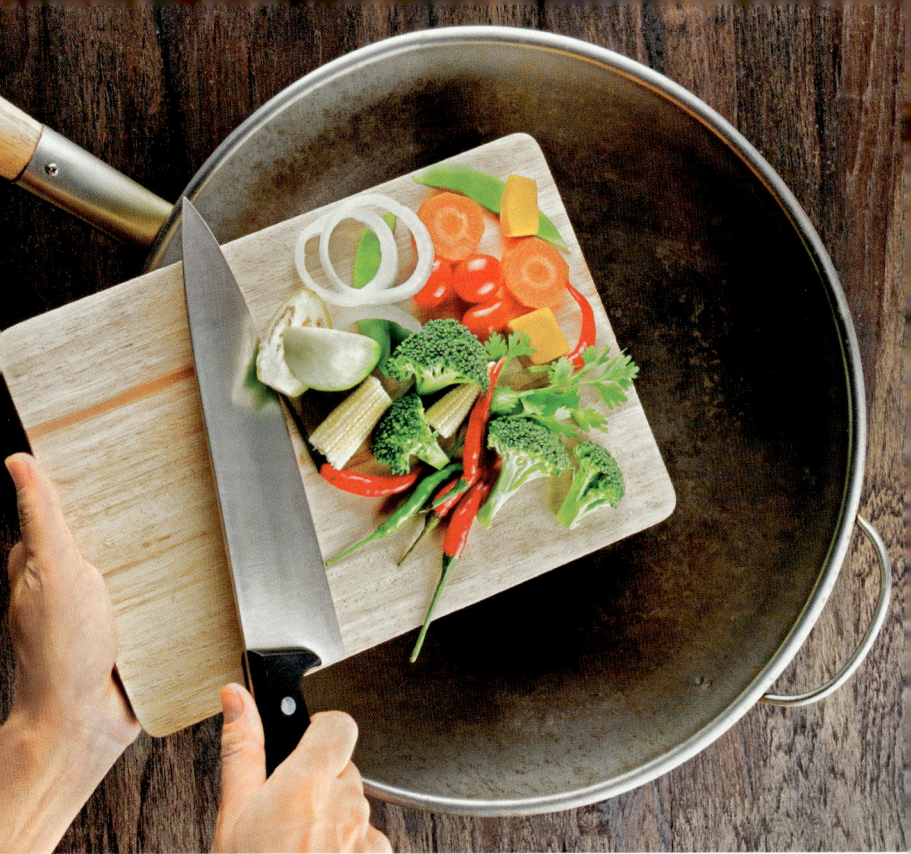

Teil der Mineralien ins Kochwasser übergeht. Er war neben Vertretern der Reformbewegung wie Maximilian Oskar Bircher-Benner einer der Ersten, der auf Basis wissenschaftlicher Erkenntnisse zum Verzehr von mehr Obst und Gemüse riet und auch auf das schonende Garen hinwies.

Tierische Lebensmittel säuern

Im Vordergrund von Bergs Analysen standen die Mineralstoffe Kalium, Kalzium, Magnesium, Natrium und Eisen. Sie bilden in unserem Organismus mild wirkende Basen und werden am besten über pflanzliche Nahrungsmittel aufgenommen. Dennoch kommt es nicht allein auf sie an, wie man heute weiß. Auch Lebensmittel tierischen Ursprungs beispielsweise liefern viele dieser Substanzen. Aber bei ihnen überwiegt die säuernde Wirkung, die bei ihrer Verstoffwechselung, bei der Eiweißverwertung zwangsweise entsteht. Die Zellkerne, die eiweißhaltiges Essen liefert, werden im Rahmen des sogenannten Nukleinsäurestoffwechsels zu Purinkörpern umgebaut. Das Endprodukt dieses Vorgangs ist dann stark saure Harnsäure. Außerdem enthalten die Eiweißbausteine des Fleischs, die Proteine, meistens Schwefel und Phosphor. Diese Mineralien werden wie Chlor, Fluor, Jod oder Silizium sauer und nicht basisch verstoffwechselt. Bei der Eiweißverdauung entstehen dann Schwefelsäure und Phosphorsäure. In der Summe sind Lebensmittel tierischen Ursprungs also säurebildend, obwohl sie auch einige basische Mineralien liefern.

Schokolade wirkt wie Mettwurst

Auch die meisten Süßigkeiten liefern in der Regel mehr säurebildende Mineralien als basische. 100 g Sahnetorte enthalten zum Beispiel 125 mg Phosphor, aber nur geringe Mengen an basischen Mineralien. Dies gilt – wenn auch in wesentlich schwächerer Ausprägung – für viele Getreideprodukte. Zudem finden sich in solchen Lebensmitteln häufig auch reichlich Ausgangsstoffe für die Harnsäurebildung:

So bringen beispielsweise Haferflocken 100 mg pro 100 g mit, und Schokolade kommt immerhin noch auf 70 mg pro 100 g. Damit hat unsere gute Schoki genau das gleiche Potenzial zur Harnsäurebildung wie Mettwurst! Die unerwünschten Ausgangsstoffe für die Harnsäurebildung finden sich übrigens auch in Hülsenfrüchten wie Erbsen, Bohnen und Linsen. In anderen Gemüsen und Früchten hingegen sind diese belastenden Substanzen nur in zu vernachlässigenden Mengen anzutreffen.

Was soll man tun?

Es ist schon so etwas wie eine Wissenschaft für sich, alle Lebensmittel auf ihren Säure-Basen-Charakter hin zu untersuchen. Zu Ragnar Bergs Zeiten hat man sie einfach verbrannt und gab dann die gesamte Asche – das sind vor allem die feuerfesten Mineralien – in eine Flüssigkeit. Wurde diese sauer, hatten die säurebildenden Mineralien offenbar die Oberhand. Wurde sie zur Lauge, waren mehr basenbildende Substanzen darin enthalten.

Heute versucht man, auch im Körper selbst anfallende Säuren wie Harnsäure, Milchsäure, Kohlensäure oder die Basen Natriumbikarbonat und Hämoglobinat und vieles andere mit zu berücksichtigen. Im Zweifel orientiert man sich deshalb am besten an den von Wissenschaftlern erstellten Listen und darüber hinaus an folgenden Grundregeln:

- Basisch verstoffwechselt werden folgende Mineralstoffe: Kalium, Kalzium, Natrium, Magnesium und Eisen.
  Geeignete Quellen dafür sind vor allem Obst, Beeren, Gemüse und Salate, Kräuter, Trockenfrüchte, stille Wässer, Säfte und Kräutertees.
- Sauer verstoffwechselt werden diese Mineralstoffe: Phosphor, Schwefel, Chlor, Fluor und Silizium.
- Grundsätzlich säurebildend sind:
  Fleisch, Wurstwaren, Fisch, Eier, Meeresfrüchte und Süßwaren (auch Dicksäfte, Honig, Speiseeis), die meisten Milcherzeugnisse (Käse, Quark, Joghurt) und Getreideprodukte (Brot, Frühstücksflocken, Nudeln), Hülsenfrüchte und stark verarbeitete („hochprozessierte") Sojaprodukte (etwa Sojaproteine als Fleischersatz). Ebenso Fertigprodukte aller Art sowie Fertiggetränke (Softdrinks, Limonaden, Cola etc.), schwarzer Tee, Alkohol und koffeinhaltige Getränke.
- Lebensmittel mit ausgeglichener Säure-Basen-Bilanz sind neutral wie Wasser oder gute Pflanzenöle. Butter und Sahne in Bio-Qualität ebenfalls.

Das Übel im Darm

Im Wesentlichen herrscht im Darm ein leicht basisches Milieu mit einem pH-Wert von etwa 8. Gerade die Verdauungsenzyme der Bauchspeicheldrüse, die in den oberen Teil des Dünndarms abgegeben werden, sind auf ein mildes Klima angewiesen. Auch die Flora des sich anschließenden Dickdarms mit ihren unzähligen Mikroorganismen funktioniert bei solchen pH-Werten am besten. Damit die Verdauung stets gut arbeitet, ist unser Organismus bemüht, die leicht basischen Verhältnisse im Darm immer aufrechtzuerhalten. Ernähren wir uns jedoch falsch, können sich dort Störungen der Säure-Basen-Balance verfestigen.

Wer seinen Verdauungsapparat laufend durch ein Zuviel an Essen überfordert oder auf der anderen Seite zu wenig gesunde Ballaststoffe aus Gemüsen und Vollkornprodukten aufnimmt, riskiert, dass sein Darm mit der Zeit erschlafft und sich eine sogenannte Darmträgheit einstellt. Auch zu wenig Bewegung wirkt in diese Richtung. Dann kommt es zu mehr oder weniger ernsten Verdauungsbeschwerden und zu Bedingungen, die die Bezeichnung „Giftküche" für den Darm durchaus rechtfertigen. Der Transportschub, die Muskelbewegungen des Verdauungsapparats, verschlechtert sich. Es können sich hartnäckige Ablagerungen bilden und verstärkt Gärungs- und Fäulnisprozesse auftreten. Dabei entstehen nicht nur unnötig viele Giftstoffe wie Putreszin, Kadaverin oder Ammoniak von der Eiweißzersetzung, sondern auch zu viele Säuren wie Butter-, Ameisen- oder Kohlensäure, die wie die Fuselalkohole von Gärungsprozessen herrühren, die bei der Verdauung kohlenhydrathaltiger Kost auftreten. Das gesamte Darmmilieu wird davon saurer, was nicht nur die Verdauungsleistung verschlechtert, sondern über kurz oder lang den gesamten Organismus belastet.

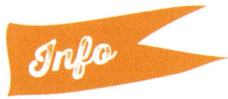

Basische Vitalstoffe aus der Apotheke

Zur Verbesserung Ihres Säure-Basen-Haushalts bekommen Sie eine ganze Reihe von Mineralstoffpräparaten im Fachhandel. Sie sind nach den Lehren Ragnar Bergs zusammengestellt und basieren meist auf Milchzucker. Sie enthalten in der Regel pro 1000 Gramm:

Kalziumcitrat 61,9 g	Kobaltlaktat 4 mg
Kaliumcitrat 20,2 g	Nickellaktat 4 mg
Natriumcitrat 53,3 g	Rubidiumlaktat 390 µg
Magnesiumcitrat 4,2 g	Chromlaktat 230 µg
Eisenlaktat 536 mg	Titanlaktat 240 µg
Strontiumlaktat 345 mg	Tellurlaktat 146 µg
Manganlaktat 123 mg	Wismutlaktat 27 µg
Kupfercitrat 26 mg	Molybdänlaktat 28 µg
Vanadinlaktat 19 mg	Wolframlaktat 20 µg
Aluminiumtartrat 29 mg	Zinnlaktat 25 µg

„Was dem Schmied bekommt, …"

Ob ein Lebensmittel sauer oder basisch verstoffwechselt wird, hängt immer auch von der persönlichen Konstitution eines Menschen ab. Der Fastenarzt Dr. F.X. Mayr pflegte dazu zu sagen: „Was dem Schmied bekommt, zerreißt den Schneider". Personen mit einem hohen Kalorienbedarf müssen auch bevorzugt die entsprechenden Lebensmittel zu sich nehmen.

Dies gilt im übertragenen Sinn auch für die Säure-Basen-Frage. Ist beispielsweise die individuelle Verdauungskraft bei jemandem eher schwach, und treten öfter Verstopfungen, Durchfälle oder Bauchdrücken auf, ist durchaus davon auszugehen, dass auch basische Lebensmittel mitunter sauer verstoffwechselt werden. Selbst klassische Basenspender wie vollreife Birnen erzeugen Gärungssäuren im Darm, wenn man zu viele auf einmal isst und sich darüber hinaus keiner robusten Verdauung erfreut. Man spricht in diesem Zusammenhang von der „Umkehrwirkung der Basenspender".

Und selbstverständlich verändern alle Arten von Stoffwechselerkrankungen wie Diabetes mellitus II oder Gicht das gesamte Säure-Basen-Geschehen und erzwingen immer eine ganz spezielle Ernährungsweise.

Wie Basenfasten funktioniert

Sie dürfen beim Basenfasten ausreichend essen – Obst, Gemüse, Salate, Pilze, frische Kräuter, Sprossen, Erdmandeln und Esskastanien. Auch großzügige Mengen davon halten die Kalorienbilanz noch in Grenzen. Greifen Sie deshalb beherzt zu bei dem reichhaltigen Angebot, das grüne Märkte, Obst- und Gemüseabteilungen tagtäglich feilbieten.

Für die Darmgesundheit

Wer einer Darmträgheit vorbeugen bzw. eine verstärkte Bildung von Säuren und Giftstoffen im Darm verhindern will, sollte vor allem Folgendes beachten:
• nicht so oft essen
• kleinere Portionen wählen
• langsamer und genussvoller essen
• nicht zu spät abends speisen
• mehr auf Ballaststoffe (Obst, Gemüse, Vollkorn) achten
• zu vorgerückter Stunde keine Rohkost essen
• mehr Bewegung in seinen Tagesablauf einplanen

Eine rein basische Speisekarte

Basenfasten heißt, man nimmt über einen bestimmten Zeitraum möglichst nur Nahrungsmittel zu sich, die Basen enthalten beziehungsweise im Körper Basen bilden. Das stellt keine Empfehlung für die längerfristige alltägliche Ernährung dar, sondern ist eine spezielle, kurmäßige Vorgehensweise, um der üblichen Säureflut einmal – wenigstens vorübergehend – etwas entgegenzusetzen. Dabei bedient man sich vor allem aus dem großen Warenkorb der pflanzlichen Vielfalt und kann aus der Palette farbenfroher Obst- und Gemüsesorten nahezu beliebige Variationen zusammenstellen. Ihr Körper profitiert dann nicht nur von der Basenflut, die ihn anschließend wohltuend durchströmt, sondern auch von der Fülle lebenswichtiger Vitamine, Enzyme, Flavonoide und anderer bioaktiver Stoffe, die uns alles Pflanzliche in reichem Maß zu bieten hat. Für Ihre Zellen und Gewebe ist das eine regelrechte Verjüngungskur. Sie beugen Alterserscheinungen vor, nehmen ab, stärken Ihre Gesundheit und verbessern Ihr Aussehen.

Auch Lebensmittel, die neutral verstoffwechselt werden – wie Butter, Sahne oder pflanzliche Öle – sind bei einer Basenkur in Maßen erlaubt.

Weggelassen wird jedoch weitgehend alles Ess- und Trinkbare, das verstärkt Säuren im Körper entstehen lässt: also Fleisch, Fisch, Eier, Geflügel, Meerestiere, Milch und Milchprodukte, Fertiggerichte, Weißmehl- und Vollkornprodukte, Süßwaren und Kuchen. Bei den Getränken wird auf Kaffee, schwarzen Tee, Süßgetränke und Alkoholisches verzichtet.

Der Organismus bekommt dadurch Gelegenheit, sozusagen einmal durchzuatmen und angestaute überschüssige Säuren abzubauen. Eine Kalorienreduzierung und die sanfte Anregung der Entgiftungsorgane kommen hinzu.

Reife Produkte aus biologischem Anbau

Legen Sie stets reifes Obst und Gemüse in Ihren Korb. Das sind die besten Basenlieferanten. Unreife pflanzliche Nahrung wird schlechter verwertet und kann zudem den Darm belasten.

Greifen Sie so oft wie möglich zu Bio-Produkten, die besser schmecken und vitalstoffreicher sind als Waren aus konventionellem Anbau. Vor allem aber sind sie nicht mit giftigen Pestiziden oder Reifechemikalien behandelt.

Früchte von A bis Z

Für die Basentage stehen Ihnen alle Obstsorten von A wie Apfel, Aprikose und Avocado bis Z wie Zitrone oder Zwetschge zur Auswahl. Früchte und Beeren verzehrt man beim Basenfasten in der Regel roh. Gut ist es auch, sich gelegentlich einen frisch gepressten Saft zu gönnen. Besonders mild verstoffwechselt werden alle Arten von Mus und Kompott. Ihre sanfte Wirkungsweise spürt man ganz unmittelbar. Viele Früchte eignen sich auch als Beigabe zu feinen Gemüsegerichten und pikanten Salaten – wie Feldsalat mit Orangenstücken und Erdmandelflocken oder ein Fenchel-Möhrentopf mit gebratenen Äpfeln.

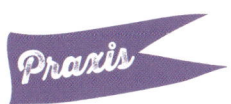

Unbedingt der Mühe wert

Man kann es nicht oft genug sagen: Geschmacklich und selbstverständlich auch von den Inhaltsstoffen her kann kein Fertigsaft dieser Welt mit einem frisch gepressten Saft auch nur annähernd konkurrieren. Machen Sie sich daher öfter mal die Mühe, ein paar Orangen selbst auszupressen oder auch ein Glas Gemüsesaft selbst zu fabrizieren, wenn Sie einen Entsafter zu Hause haben.

Fast alle Arten von Gemüse

„Zurück zu Wurzeln und Knollen!" könnte ein Wahlspruch der basischen Ernährung lauten. Denn Möhren, Petersilienwurzeln, Rote Bete, Sellerie und Kartoffeln sind basenmäßige Renner. Am besten sollten Sie täglich davon essen. Vor allem die beliebten Erdäpfel lassen sich auf vielfältige Art zubereiten, sättigen gut und sind wegen ihres hohen Kaliumgehalts vorzügliche Basenbildner.

Daneben eignen sich für die basische Küche auch die meisten anderen Gemüsesorten – von Aubergine, Grün- oder Weißkohl und Fenchel bis zu Zucchini, Zuckerschote oder Zwiebel. Beim Spinat ist allerdings darauf zu achten, dass er ganz jung ist und Sie ihn öfters roh als Salat verzehren. Ausgewachsener Spinat hat einen Oxalsäuregehalt von mehr als 550 mg pro 100 g, was den Mineralstoffumsatz bei der Verstoffwechselung beeinträchtigt. Eine Sonderstellung nehmen – wegen ihres Puringehalts – auch die Hülsenfrüchte ein.

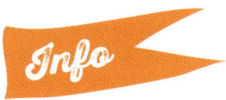

Ingwer – die gesundheitsfördernde Wurzel

Tees mit Ingwer stammen aus dem indischen Gesundheitssystem des Ayurveda. Alle Teezubereitungen mit der exotischen Wurzel haben säurebindende, belebende und reinigende Eigenschaften. Die Verdauungsvorgänge werden angeregt.

Ingwerwasser-Rezept

Zutaten: 4 cm frische Ingwerwurzel • 1 l Wasser
Zubereitung:

- Den Ingwer schälen und in feine Scheibchen schneiden. Die Scheiben in kaltem Wasser aufsetzen, das Wasser erhitzen und 20 Minuten lang sprudelnd kochen lassen. Dann den Ingwer abseihen.
- Das Ingwerwasser in einer Thermoskanne warm halten und über den Tag verteilt trinken.

Keine Hülsenfrüchte

Normalerweise werden Gerichte aus getrockneten Hülsenfrüchten (Erbsen, Kichererbsen, Linsen, Sojabohnen) wegen ihres hohen Anteils an pflanzlichem Eiweiß ernährungsphysiologisch sehr geschätzt. Sie sind aber säurebildend! Bei ihrer Verstoffwechselung entstehen im Körper Purine, die schließlich zu Harnsäure abgebaut werden müssen. Erbsen und Linsen haben zum Beispiel über 150 mg Harnsäure-Äquivalent pro 100 g. Das ist mehr, als Rindfleisch mit seinen 130 mg/100 g hat. Erhöhte Harnsäurewerte, die ansonsten vor allem von fleischlicher Kost herrühren, begünstigen bei entsprechender Veranlagung auch die Entstehung von Gicht. Deshalb bleiben Hülsenfrüchte am Fastenwochenende außen vor.

Schmackhaftes mit Pilzen

Pilze können Sie uneingeschränkt genießen. Aus Pfifferlingen, Austernpilzen, Champignons, Morcheln, Mu-Err-Pilzen und Trüffeln lassen sich mit wenig Aufwand basische Gerichte zaubern, die ohne Weiteres auf Feinschmeckerniveau anzusiedeln sind – wie etwa gebratene Pfifferlinge in würzigem Tomatensugo. Für die Zubereitung einer schmackhaften Soße mit Pilzen kann man auch auf Trockenpilze zurückgreifen. Sie zählen zu den kaliumreichsten Lebensmitteln überhaupt und wirken daher besonders basisch. (100 g getrocknete Pfifferlinge enthalten unglaubliche 5370 mg Kalium!)

Salate, Sprossen, frische Kräuter

Bei Salaten ist erlaubt, was schmeckt. Eichblattsalat, Frisée, Lollo Bionda oder Rapunzeln – alles buchstäblich im grünen Bereich. Im Winter können Sie frische Sprossen aus praktisch allen Samen (Fenchel-, Leinsamen, Sonnenblumenkerne, Getreidekörner, Hirse, Kichererbse, Rettich) auf der Fensterbank selber ziehen. Brokkolisprossen gelten übrigens als wirksames Krebsvorbeugungsmittel. Samen gibt es im Bio-Laden und übers Internet. Und richten Sie keine Mahlzeit ohne würzende Frischkräuter an – sie sind eine prima Basenquelle! Nehmen Sie reichlich Kresse, Dill, Petersilie, Liebstöckel, Majoran oder Oregano.

Allerlei zum Würzen

Chilischoten, geriebene Meerrettichwurzel, Kapern oder Safranfäden sind basisch und geben Ihren Speisen den richtigen Pep. Sie sollten allerdings zurückhaltend eingesetzt werden, um den Eigengeschmack von Pilzen und Gemüsen zu bewahren. Salzige Basenspender sind Diät-Kräutersalz, Sesamsalz (Gomasio) oder Sesammus (Tahin) aus dem Reformhaus oder dem Bio-Laden. Dort bekommen Sie auch vitalstoffreiche Hefeflocken, die zum kochsalzarmen Würzen, zum Binden von Suppen, Soßen, Salaten und zum Bestreuen pikanter Gerichte verwendet werden. Verfeinern und aromatisieren Sie ansonsten sparsam mit Pfeffer und Kümmel, Kreuzkümmel, Ingwer, Kurkuma, Muskat, Zimt und Vanille.

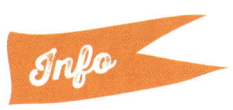

Nussig-köstlich: Sesam

Tahin ist eine Paste aus fein gemahlenen Sesamkörnern, die der arabischen Küche entstammt. Sie ist sehr vitamin- und kalziumreich und dient vor allem als Brotaufstrich, als Bestandteil von Dips und verschiedener fernöstlicher Gerichte (etwa Kichererbsenhummus).

Leckeres für zwischendurch

Als Zwischenmahlzeiten bieten sich an Ihrem Gesundheits- wochenende reife (dunkle) Oliven an, die als recht basisch eingestuft werden. Hervorragende Snacks, da sehr kalium- reich, sind auch Trockenfrüchte. Bei getrockneten Bananen, Aprikosen, Feigen, Datteln oder Trauben (Rosinen) sollten Sie aber unbedingt auf den Zusatz „ungeschwefelt" achten. Schwefel säuert. Hochwertiges Dörrobst bekommt man in Naturkostläden, Reformhäusern, Bio-Supermärkten oder im Internetversand. Gut basisch sind auch Mandeln, Erd- mandeln und Maronen.

Bei Speiseölen auf Qualität achten

Bei Ölen sollten Sie sich stets an die beste Güteklasse halten. Denn nur hochwertige Ware schmeckt und spen- det dem Organismus lebenswichtige Fettbestandteile und

Vitamine. Gute kalt gepresste Öle werden neutral verstoffwechselt und finden daher in der Basenküche gerne Verwendung. Geeignet sind alle Pflanzenöle – von geröstetem Arganöl über tiefgrünes Kürbiskernöl bis hin zu Oliven- und Walnussöl. Wegen des relativ hohen Kaloriengehalts sollten Sie allerdings nie zu viel davon verwenden!

Natürlich süßen
Basengerecht süßen kann man nur mit der natürlichen Süßkraft von reifen Früchten (Bananen, Trauben), Mandeln oder unbehandelten Trockenfrüchten (Datteln, Feigen, Rosinen). Denn Zucker, Honig und Ahornsirup begünstigen Gärungsvorgänge im Darm und wirken dadurch säuernd.

Nicht vergessen sollte man dabei auch, dass fast alle Süßwaren, wie Schokolade, Pralinen oder Kuchen, wegen ihrer Mineralienstruktur oder ihres Potenzials zur Harnsäurebildung als „sauer" bewertet werden und daher beim Basenfasten tabu sind.

Basische Wässer
Mit stillem Heil-, Mineral- und Quellwasser lässt sich Ihr Basenkonto gehörig aufstocken. Diese Wässer stammen direkt aus natürlichen Quellen und fördern den Abtransport von Säuren aus Zellen und Geweben.

Greifen Sie zwischendurch am besten immer wieder zu Heilwässern, die einen höheren Anteil an den Basenmineralien Kalzium, Kalium und Magnesium aufweisen als herkömmliches Mineralwasser. Denken Sie aber daran, dass Heilwässer eigentlich traditionelle Arzneimittel sind, die bei Magen-Darm-Erkrankungen, Blasen- und Nierenproblemen, Sodbrennen und Steinleiden zum Einsatz kommen. Sie eignen sich gut zu einer kurmäßigen Anwendung, für den Dauergebrauch jedoch weniger.

Stark kohlensäurehaltige Mineralwässer, die spritzigen Varianten, sollten Sie besser meiden, da sie, wie man ja auch sagt, „sauer aufstoßen". Ihre schwach kohlensäurehaltigen Geschwister lassen sich dagegen durchaus empfehlen. Quellwässer sind auch gut, aber weniger mineralstoffreich als Mineral- und Heilwässer.

Zwei Liter basischer Flüssigkeit in Form von Wässern und Kräutertees sollten Sie am Tag wenigstens zu sich nehmen.

Die besten Basentees

Für die Basenfastentage hat uns Mutter Natur viele spezielle Kräuter bereitgestellt, aus denen sich entsäuernde Tees aufbrühen lassen. Ihre Heilkraft verdanken sie in erster Linie einer Stimulierung der Ausscheidungsorgane.

Allerdings sollte man sie nicht in zu großen Mengen trinken. Analysen haben immer wieder das Vorhandensein unerwünschter Rückstände darin nachgewiesen. Beim Konsum einiger Tassen am Tag ist jedoch nichts zu befürchten.

- Ackerschachtelhalm (das Kraut): blutreinigend, leicht harntreibend, den Hautstoffwechsel anregend, bei chronischem Husten, Bronchial- und Lungenleiden, Rheuma und Gicht
- Anissamen: blähungswidrig, magenstärkend, verdauungsfördernd, nierenanregend, vertreibt Husten
- Brennnessel (das Kraut): regt den gesamten Stoffwechsel an, harntreibend, bei Galle- und Leberbeschwerden, gegen Rheuma und Gicht, für alle Frühjahrs- und Blutreinigungskuren
- Brombeerblätter: blutreinigend, kräftigend, bei Magen- und Darmbeschwerden, befreit die Atemwege
- Fenchelsamen: probates Hustenmittel (auswurffördernd), beruhigend, blähungswidrig
- Hagebutten (Früchte mit Samen): stärkt die Abwehrkräfte, leicht abführend, für Frühjahrskuren
- Himbeerblätter: blutreinigend, mild adstringierend (zusammenziehend), gegen Magen- und Darmbeschwerden
- Holunderblüten: schweißtreibend, blutreinigend, stärkt die Immunkräfte
- Hopfen: beruhigend, wirkt gegen Blasen- und Nierenleiden

- Kamillenblüten: bei Magen-, Darm- und Gallenleiden, entzündungshemmend
- Kümmelsamen: Mittel gegen Blähungen, gegen Gallen- und Leberbeschwerden, als Hustenmittel
- Lavendelblüten: beruhigend, gegen Verdauungsprobleme mit Gärungserscheinungen
- Lindenblüten: schweißtreibend, stärkt das Immunsystem
- Löwenzahn (das Kraut mit der Wurzel): regt Nieren und Leber zu erhöhter Aktivität an, für eine bessere Durchblutung des Bindegewebes, für alle Frühjahrs- und Entschlackungskuren
- Orangenblüten: beruhigend, aromatisierend
- Pfefferminze (Blätter): bei Magen-, Darm-, Gallen- und Leberleiden
- Rosmarin (Blätter): bei Gicht (erhöhte Harnsäurewerte), Magen- und Darmbeschwerden, Nieren-, Gallen- und Leberleiden
- Süßholzwurzel: schleimlösend und auswurffördernd, erleichtert den Gasaustausch über die Lunge und das Abatmen von Kohlensäure
- Zitronenmelisse (Blätter): beruhigt einen nervösen Magen und Darm

Rezept für einen basischen Tee

Mischen Sie je 30 g Brennnesselblätter, Löwenzahnkraut mit Wurzel und Ackerschachtelhalmkraut mit 10 g Holunderblüten und 5 g Hagebutten mit Samen.

Anwendung:

Stellen Sie sich aus den Heilpflanzen eine Teemischung zusammen. Übergießen Sie jeweils 2 TL davon mit ¼ l kochendem Wasser. 7–10 Minuten zugedeckt ziehen lassen, abseihen und warm trinken.

Fasten heißt auch Ballast abwerfen

Wunschergebnis des Fastens ist für viele natürlich das Abnehmen. Doch mindestens genauso wichtig sind das Entgiften und Entsäuern. Wenn wir mit dem Essen vorübergehend zurückhaltend sind, bei einer strengen Trinkfastenkur genauso wie beim sanfteren Basenfasten, kann sich der Körper von so mancherlei Überflüssigem und Unerwünschtem befreien. Besondere Bedeutung kommt hierbei den Ausscheidungsorganen zu – Darm, Leber, Nieren, Lungen und Haut. Mit einigen gezielten Maßnahmen kann man diese Entgiftungssysteme im Organismus zu Höchstleistungen anspornen. Gifte, Krankheitserreger und Säuren werden dann optimal ausgeschleust oder unschädlich gemacht. Gerade durch den Fettabbau lösen sich viele unerwünschte Substanzen, die sich in den Speicherzellen häuslich niedergelassen hatten. Dazu zählen auch gefährliche Umweltgifte wie Blei, Quecksilber und Dioxine.

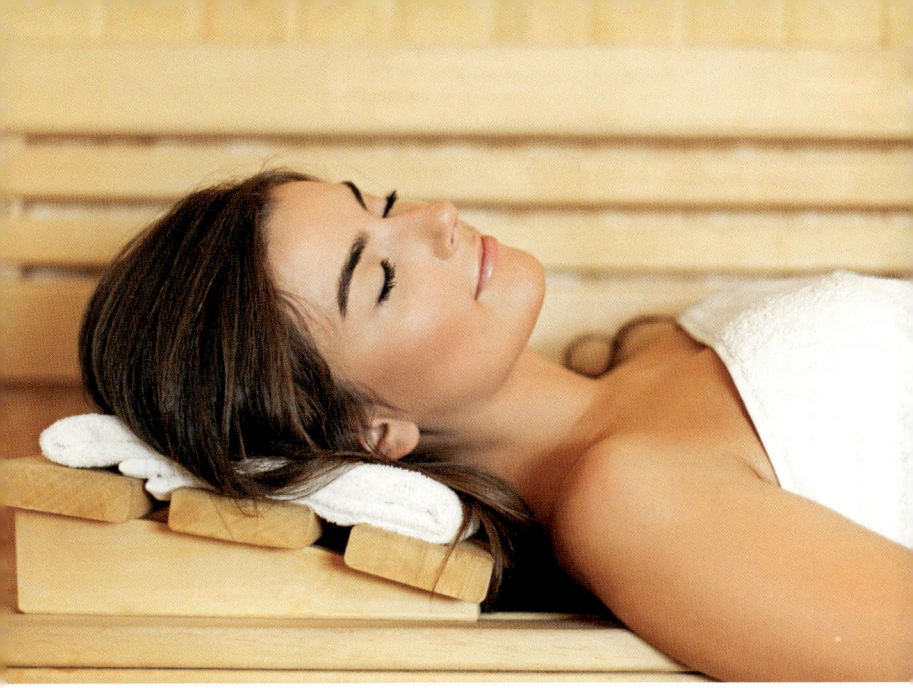

Schon der Abtransport wenigstens einiger dieser Störenfriede aus dem Körper führt zu einer Erleichterung, einer Regeneration, die dem Fasten auch das Prädikat „Königsweg der Tiefenreinigung" eingebracht hat. Natürlich lassen sich da tiefer greifende Fastenzeiten nicht mit wenigen Entlastungstagen am Wochenende vergleichen. Dennoch können auch sie bereits etwas bessere Laborbefunde bewirken, etwa einen niedrigeren Blutdruck, gesenkte Cholesterin-, Blutzucker- und Leberwerte wie auch einen erhöhten Spiegel an Wachstumshormonen, den Garanten für mehr Kraft und eine jugendliche Erscheinung. Und einer Verlängerung Ihrer Basenfastentage übers Wochenende hinaus steht ja auch nichts im Wege ...

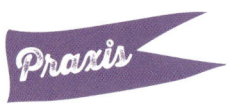

Wie man den Körper zu verstärkter Säureausscheidung veranlasst:

- Viel Trinken regt die Nierenfunktionen an, was die Ausscheidung von Harnsäure, Schwefelsäure, Phosphorsäure und anderen Säuren und Giften fördert.
- Körperliche Bewegung, Sauna, Wärmebäder und Massagen regen die Hautfunktionen an: Mit dem Schweiß verlassen Essig-, Ameisen- und Milchsäure den Körper. Durch die Schweißbildung wird auch das Bindegewebe entsäuert.
- Sport und Atemübungen stimulieren die Lungenfunktionen, was das Abatmen von Kohlensäure verstärkt.
- Backpflaumen, Gemüse, Heilpflanzensäfte und Heilerde steigern die Darmtätigkeit. Auf diese Weise wird die Ausscheidung von Gallensäuren mit überschüssigem Cholesterin und Säuren, die bei Fäulnis- und Gärungsprozessen entstehen, angekurbelt.
- Heilpflanzensäfte und Wärme stimulieren die Aktivität der Leber, was nahezu alle Entgiftungsprozesse unterstützt.

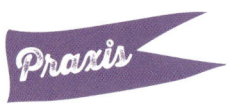

Achtung, Kalorienfallen!

Halten Sie sich bei den Obst- und Gemüseportionen in etwa an die für die Wochenendkur vorgegebenen Mengen und bleiben Sie diesbezüglich auch maßvoll, wenn Sie sich selber basische Rezepte zusammenstellen. Die allermeisten vegetarischen Gerichte weisen zwar keine allzu hohen Kalorienwerte auf, etwas Vorsicht ist jedoch geboten bei allen Ölen, Mandeln, Oliven, Rosinen, Trockenfrüchten und auch bei Bananen: Diese Lebensmittel könnten mit ihren hohen Brennwerten den schönen Erfolg eines Basen-Wochenendes schmälern, wenn Sie zu viel davon „erwischen".

Balsam für die Seele

Fasten, auch in der abgemilderten Form des Basenfastens, besitzt auch eine seelisch-geistige Dimension. Es bedeutet eine heilsame Unterbrechung üblicher Gewohnheiten und des fortwährenden Strebens nach Konsum und Genuss. Damit schafft man auch Raum für eine seelische Entlastung. Es soll vor allem eine Rückbesinnung sein – auf sich selbst und seine persönliche Verfassung. „Wie geht es mir eigentlich?" „Welche Bedürfnisse habe ich wirklich?" „Was will ich?" „Wo stehe ich im Leben?" Solche und ähnliche Fragen lassen sich am besten während einiger Fastentage beantworten. Erfahrungsgemäß wird der Blick auf das

Wesentliche gerade durch Einschränkungen geschärft. Mit dem zeitweiligen Weglassen von Säurebildnern wie Fleisch, Fisch, Milchprodukten und Ähnlichem sind Sie da auf einem guten Weg.

Rein basische Lebensmittel

Beim Basenfasten wird ausschließlich auf rein basische Nahrungsmittel gesetzt. Es kommen auch solche Lebensmittel nicht auf den Speiseplan, die nur vergleichsweise wenig Säuren im Organismus erzeugen, aber ansonsten recht gesund sind wie etwa Nüsse, Ölsaaten (Sesam, Sonnenblumen- und Kürbiskerne), Dinkel, Gerste, Mais, Hirse, Bio-Getreide oder hochwertige Sojaprodukte (Tofu, Miso, Tempeh). Während des Basenfastens sollen nicht einmal solche nur schwach sauren Lebensmittel konsumiert werden, um eine möglichst durchgreifende Entsäuerung zu erzielen.

Die folgende Tabelle orientiert sich am Stand der gegenwärtigen wissenschaftlichen Veröffentlichungen.

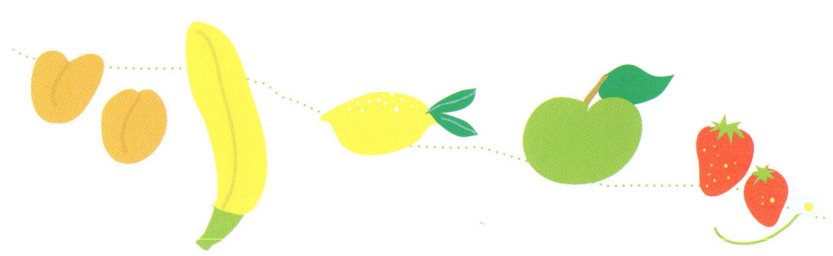

Rein basische Lebensmittel (alphabetisch)

Früchte

Ananas
Äpfel
Aprikosen
Avocados
Bananen
Birnen
Brombeeren
frische Datteln
Erdbeeren
Feigen
Grapefruits (Pampelmusen)
Heidelbeeren
Himbeeren
Honigmelonen (und alle anderen Melonensorten)
Johannisbeeren
Kirschen (sauer, süß)
Kiwis
Limetten
Mandarinen
Mangos
Mirabellen
Nektarinen
Oliven (schwarz)
Orangen
Papayas
Pfirsiche
Pflaumen
Preiselbeeren
Quitten
Stachelbeeren (weiß, rot)
Sternfrüchte (Karambole)
Wassermelonen
Weintrauben (weiß, blau)
Zitronen
Zwetschgen

Gemüse, Salate und Pilze

Algen (Nori, Wakame, Chlorella, Spirulina)
Auberginen
Austernpilze
Bleichsellerie (Staudensellerie)
Blumenkohl
Bohnen, grün
Brokkoli
Champignons
Chicorée
Chinakohl
Eichblattsalat
Eisbergsalat
Endivien
Erbsen, frisch
Feldsalat
Fenchel
Frisée
Frühlingszwiebeln
Grünkohl
Gurken
Karotten, junge

Kartoffeln

Knoblauch

Kohlrabi

Kopfsalat

Kürbisarten (alle)

Lauch (Porree)

Lollo-Rosso-Salat

Mangold

Maronen (Esskastanien)

Morcheln (Mu-Err-Pilze)

Okraschoten

Paprikaschoten

Pastinaken

Petersilienwurzeln

Pfifferlinge

Portulak (Postelein)

Radicchio

Radieschen

Rettich (weiß, schwarz)

Romanasalat (Lattich)

Rosenkohl

Rote Beten

Rotkohl

Rucola (Rauke)

Sauerkraut

Schalotten

Schwarzwurzeln

Sellerie

Spinat, jung

Süßkartoffeln

Spitzkohl

Weißkohl

Tomaten

Wirsing

Zucchini

Zwiebeln

Kräuter, Samen und Gewürze

Basilikum

Borretsch

Brennnessel

Brunnenkresse

Chilischoten

Dill

Fenchelsamen

Gartenkresse

Ingwer

Kapern

Kardamom

Kerbel

Koriander

Kreuzkümmel

Kümmel

Kurkuma (Gelbwurz)

Liebstöckel

Löwenzahn

Majoran

Meerrettich

Melisse

Muskatnuss

Nelken

Oregano

Petersilie

Pfeffer (weiß, rot, schwarz, grün)

Pfefferminze

Piment (Nelkenpfeffer)

Rosmarin
Safran
Salbei
Sauerampfer
Schnittlauch

Schwarzkümmel
Thymian
Vanille
Zimt
Zitronenmelisse

Sprossen und Keime

Alfalfa-Sprossen
Brokkoli-Sprossen
Kresse
Linsen-Sprossen

Mungobohnen-Sprossen
Rucola-Sprossen
Sonnenblumenkern-Sprossen
Weizenkeimlinge

Nüsse und Trockenfrüchte

Datteln, getrocknet
Cranberrys
Erdmandeln
Feigen, getrocknet
Mandeln

Mandelmus
Maronen (Esskastanien)
Rosinen
Alle Trockenfrüchte wie Apriko-
    sen, Bananen etc.

Getränke

Früchtetees
Heilwasser
Kräutertees
Mineralwasser ohne
    Kohlensäure

Obst- und Gemüsesäfte
    (reine Presssäfte ohne
    Zuckerzusatz)
Rooibostee
Tafelwasser

Neutral (weder basisch noch sauer)

alle guten Pflanzenöle
Butter

Molke
Sahne

Getreide und Mehl

Lupinenmehl

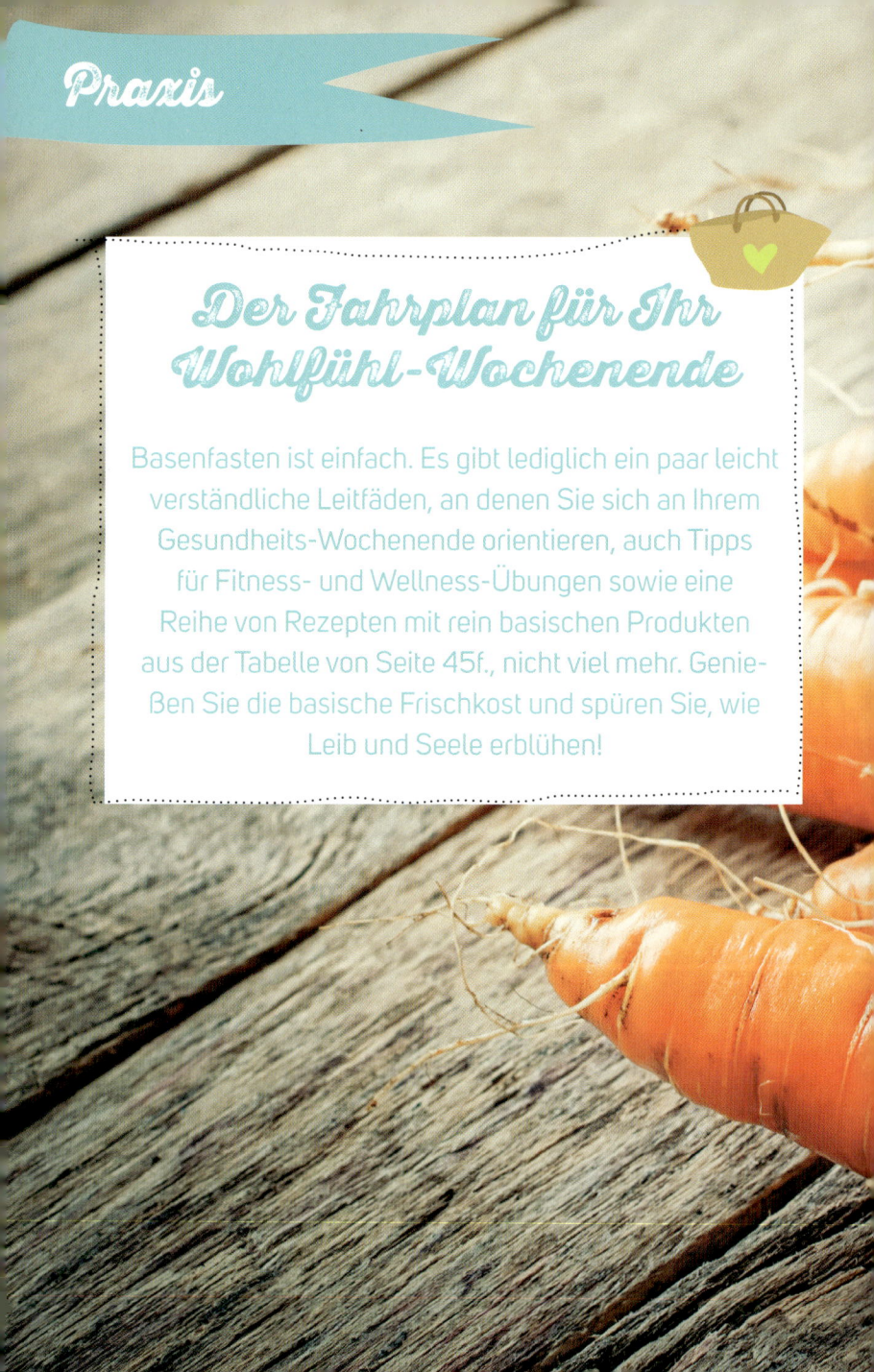

Der Fahrplan für Ihr Wohlfühl-Wochenende

Basenfasten ist einfach. Es gibt lediglich ein paar leicht verständliche Leitfäden, an denen Sie sich an Ihrem Gesundheits-Wochenende orientieren, auch Tipps für Fitness- und Wellness-Übungen sowie eine Reihe von Rezepten mit rein basischen Produkten aus der Tabelle von Seite 45f., nicht viel mehr. Genießen Sie die basische Frischkost und spüren Sie, wie Leib und Seele erblühen!

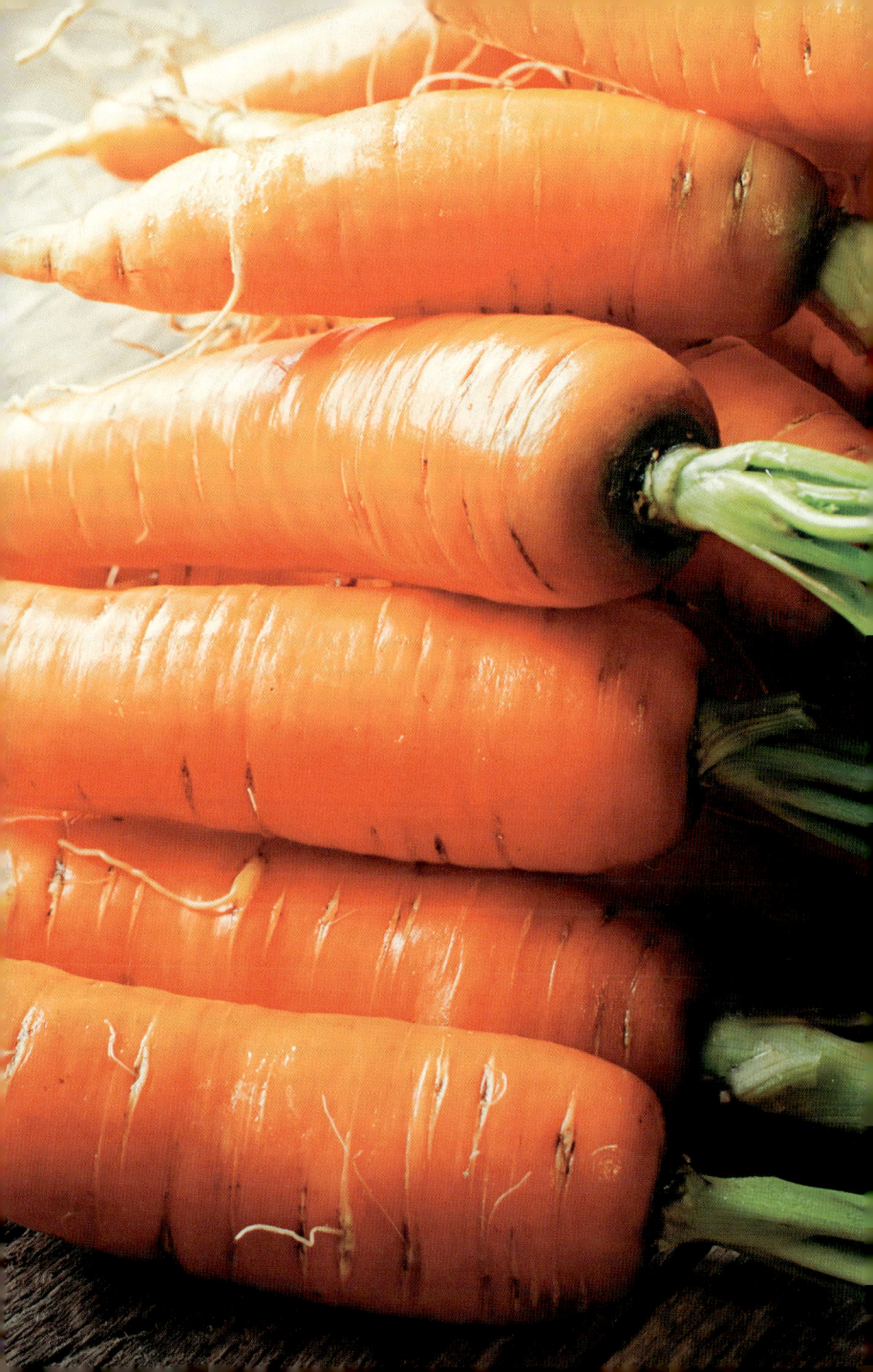

So gelingt´s

Mit wenigen vorbereitenden Maßnahmen wird Ihre Well-
nesskur zu Hause sicherlich ein voller Erfolg!

Vorher Vorräte aufbrauchen

In der Woche vor dem angepeilten Basenfasten-Weekend
brauchen Sie am besten die Säurebildner auf, die sich noch
in der Speisekammer und im Kühlschrank befinden: etwa
Käse, Wurst, Quark, Nudeln oder Brot. Was sich länger hält,
wird dann hinten in den Fächern verstaut, Basisches hingegen kommt nach vorne in die erste Reihe.

Kaffee ausschleichen

Wer an Kaffee gewöhnt ist, verringert möglichst schon einige Tage vorher die Anzahl der Tassen. Das erleichtert die
Umstellung auf die kaffeefreien Tage. Morgendliches Joggen oder ein paar Bewegungsübungen an der frischen Luft
bringen den Kreislauf genauso in Schwung. Auch kalium-
reiche Trockenfrüchte wie Rosinen, Aprikosen, Bananen,
Datteln oder Feigen helfen Ihnen „auf die Sprünge".

Termine einplanen

Mit Basenfasten erzielen Sie eine innere Reinigung. Wenn
Sie zusätzlich Ihre Haut verschönern und Ihr Wohlbefinden
durch Massagen, Sauna, Packungen und dergleichen steigern möchten, dann planen Sie nötige Außer-Haus-Termi-
ne rechtzeitig ein.

Genüsslich einkaufen, freudig ernten

Wenn Sie Ihre Einkaufsliste für Ihr basisches Wochenende in Angriff nehmen, denken Sie daran: Alles, was Sie erwerben, dient Ihrer Gesundheit, wird Ihr Wohlbefinden vergrößern und Ihr Aussehen verbessern. Kaufen Sie deshalb ganz bewusst ein. Genießen Sie die Runde auf dem grünen Markt und greifen Sie im Zweifelsfall immer zu den besseren Produkten. Geben Sie sich Mühe bei der Auswahl, es wird sich lohnen. Tun Sie sich etwas Gutes! Auch ein Besuch im Reformhaus macht Freude, und wenn sich etwas im Garten oder auf dem Feld ernten lässt – im Frühling frische Löwenzahnblättchen, Sauerampfer, junge Kräuter oder im Sommer Erdbeeren, Kirschen und so fort –, ist das natürlich das Allerbeste.

Sprossen selbst ziehen

Wenn Sie an Ihren Basen-Wochenenden Gerichte mit frischen Sprossen anreichern wollen, sollten Sie schon ein paar Tage vorher ein wenig „garteln".

Dazu brauchen Sie Samenkörner (z. B. von Kresse, Linse, Sojabohne, Brokkoli oder Sonnenblume) aus dem Reformhaus bzw. dem Bio-Laden oder über einen Internetversand und eventuell ein Keimglas mit Siebeinsatz oder einen Keimbeutel.

Als einfacher Ersatz dafür dient ein Teller, auf den man ein sauberes Tuch legt, in das die Samen eingeschlagen werden. Etwas Wasser darübergeben und auch während des

Keimungsvorgangs keinesfalls austrocknen lassen, täglich ein Mal gründlich abspülen, gut abtropfen lassen. Aufpassen, dass die Keimlinge nicht zu schimmeln beginnen. Stellen Sie den Teller an einen warmen, hellen Platz, etwa auf die Fensterbank. Die frischen Keime nach 3 bis 4 Tagen verzehren.

Sich Freitagabend einstimmen

Ein Entlastungstag, der üblicherweise als Hinführung auf strengere Fastenmaßnahmen dient, kann beim basischen Wochenende entfallen. Allerdings wäre es hilfreich, wenn Sie sich schon am Freitagabend mit einem basenlastigen Abendessen (z. B. einem Teller mit gemischten gedünsteten Gemüsen, dazu Pellkartoffeln, als Getränk Kräutertee, kein Alkohol) auf die kommenden Tage einstellten.

Die besten Tipps für ein erfolgreiches Basenfasten

Pro Mahlzeit nur wenige Obst- und Gemüsesorten

Sie speisen an Ihrem Fastenwochenende in erster Linie Salat, Obst und Gemüse. Damit der Fastencharakter gewahrt bleibt und auch die Geschmacksnerven einmal zur Ruhe kommen können, sollten pro Mahlzeit nur einige wenige Sorten auf den Tisch gebracht werden. Dies entspricht, wenn auch in gemäßigter Form, dem Prinzip der Monotonie, das zu jeder richtigen Fastenkur gehört. Eine gewisse Einförmigkeit schont die Verdauung und hilft dem Darm, sich zu regenerieren.

Rohkost nur bis 15 Uhr

Da Rohkost schwerer verdaulich ist als gedünstetes Gemüse oder Kompott, sollte es der ersten Hälfte des Tages vorbehalten bleiben. Nach 15 Uhr ist Rohkost beim Basenfasten tabu. Gewöhnen Sie sich auch daran, alles Rohe gut zu kauen, das erleichtert die Verdauungsarbeit.

Starten Sie mit frischen Früchten in den Tag. Das belebt und bringt Sie in Schwung. Mittags gibt's als rohe Beilage knackigen Salat, angereichert mit selbst gezogenen Sprossen und frisch gehackten Kräutern. Abends wird dann wenig gegessen, etwa ein Teller Suppe oder gedünstetes Gemüse, aber nichts Rohes mehr.

Gemüse schonend garen

Beim Gemüse sollen möglichst viele Vitamine, Mineralstoffe und heilende Pflanzenbestandteile erhalten bleiben und auch der jeweils typische Eigengeschmack zur Geltung kommen. Deshalb immer schonende Zubereitungsformen wählen. Am besten dünsten Sie Gemüse in einem speziellen Gemüsegarer mit Dämpfeinsatz, ein Topf mit gut schließendem Deckel tut es aber auch. 5 Minuten Garzeit reichen für die meisten Sorten aus. (Grüne Bohnen brauchen 9 Minuten, Kartoffeln 25.) Ihr Gemüse ist dann noch appetitlich bissfest und vitalstoffreich. Vor dem Servieren sollten Sie es zusätzlich mit frischen Kräutern aufwerten.

Viel trinken!

Dieser Grundsatz ist für sämtliche Fastenmaßnahmen verbindlich. Bei einigen Fastenkuren gibt es ja ausschließlich Flüssiges. Getränke wie hochwertige Wässer oder Kräutertees haben nur vordergründig die Aufgabe, den Magen zu füllen und eventuellen Hungerempfindungen vorzubeugen. Vor allem erleichtern sie es, Säuren und Giftstoffe in Bewegung zu bringen, zu verdünnen und den Ausscheidungsorganen zuzuführen. Erst mithilfe von sehr viel Flüssigkeit und anderen ausleitenden Maßnahmen wie Schwitzbädern, Verdauungsanregungen oder Sport kann der Körper sie loswerden.

Die Trinkmenge sollte unbedingt wenigstens 2–3 Liter pro Tag umfassen und vor allem aus Wasser und Kräutertee bestehen. Frisch gepresste Säfte sind zwar sehr basisch, werden aber der flüssigen Rohkost und nicht den Getränken zugerechnet.

Gelüsten nachgeben

Wer plötzlich sehr starken Appetit auf etwas Süßes oder Pikantes bekommt, sollte diese Anwandlungen nicht gewaltsam unterdrücken. Versuchen Sie es zunächst einmal mit zwei Tassen duftenden Kräutertees oder einem großen Glas Wasser mit etwas Saft. Wenn das nicht hilft, stillen Sie süße Gelüste mit einigen Trockenfrüchten oder Mandeln. Gegen Appetit auf Deftiges hilft garantiert ein Extrateller fein gewürzter Kartoffel- oder Gemüsesuppe.

Was das Basenfasten unterstützt

Sie können den Generalangriff auf die Säuren in Ihrem Organismus wirkungsvoll unterstützen, wenn Sie auf einige Hilfsmittel zurückgreifen, etwa auf einen Saunabesuch, auf sportliche Aktivitäten, Entspannungsübungen oder auch auf diejenigen Dinge, die Apotheken, Reformhäuser und gut sortierte Drogeriemärkte für Sie bereithalten.

2 x täglich Basenpulver einnehmen

- Basenpulver (z. B. Basica, Bullrich's Vital) liefert lebenswichtige Mineralstoffe, die den Körper bei der Basenbildung unterstützen und Säuren neutralisieren (Inhaltsliste siehe Seite 26).
- 1 gehäuften Teelöffel morgens und abends in Saft, Tee oder andere Getränke einrühren, auch in Suppe, Gemüse oder Müsli.
- Entweder vor dem Essen oder währenddessen einnehmen, nicht unmittelbar nach einer Mahlzeit.

2 x täglich Heilpflanzensaft trinken

Heilpflanzensäfte werden aus den wirksamen Bestandteilen pharmazeutisch anerkannter Heilpflanzen – Wurzeln, Blätter, Blüten oder Früchte – gepresst und schonend haltbar gemacht. Sie sind sehr reich an Spurenelementen und Mineralstoffen. Es gibt sie für vielerlei Indikationen, fürs basische Wochenende bieten sich Säfte mit entgiftenden, entsäuernden und entwässernden Wirkmechanismen an.

Entscheiden Sie sich nach Ihren persönlichen Vorlieben (oder Schwachstellen) für einen der folgenden Säfte:

- Schafgarbe, Wermut: stärken die Entgiftungsleistung
- Brunnenkresse, Zinnkraut: regen die Nierentätigkeit an
- Kartoffel, Birke: wirken entsäuernd
- Bärlauch: den Stoffwechsel anregend
- Holunder: reinigt und festigt das Binde-gewebe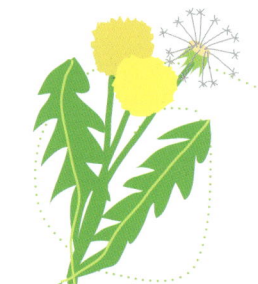
- Brennnessel, Löwenzahn, Artischo-cke: Sie wirken zugleich anregend auf Darm-, Leber- und Nierenfunktionen – und sind damit ideale Fastenbegleiter.
- Nehmen Sie zweimal täglich zu einer Mahlzeit einen Esslöffel Heilpflanzensaft ein!

Starten Sie mit Backpflaumen in den Tag

„Keine Fastenmaßnahme ohne Darmreinigung", heißt es bei größeren Kuren. Für unser Weekend gilt dies nur bedingt. Denn Obst und Gemüse wirken an sich verdauungsanregend. Ein wenig sollte aber noch mit Backpflaumen oder Dörrfeigen, Heilerde und Molke nachgeholfen werden. Damit verstärkt man alle ausleitenden Effekte.

- Weichen Sie 5 Backpflaumen (oder 3 Dörrfeigen) am Vorabend in etwas Wasser ein. Essen Sie die Früchte am nächsten Morgen auf nüchternen Magen und trinken Sie das Einweichwasser in kleinen Schlucken. Das regt die Darmtätigkeit an.

Ein Teelöffel Heilerde am Tag

Heilerde zählt zu den ältesten Arzneimitteln der Welt und ist ein Allrounder im Fastenbereich. Sie bindet überschüssige Magen- und Gallensäuren, Fäulnis- und Gärungsgifte im Darm, Krankheitserreger oder auch unangenehme Gerüche. Verdauungsstörungen werden dadurch günstig beeinflusst. Sie spendet auch lebenswichtige basische Mineralien und Spurenelemente.

- Nehmen Sie eine halbe bis eine Dreiviertelstunde vor dem Mittagessen 1 TL Heilerde für den inneren Gebrauch mit 1 Glas Wasser ein. Der Abstand zur Mahlzeit soll vorsorglich verhindern, dass das ultrafeine Pulver auch Vitamine und andere lebenswichtige Nahrungsbestandteile aufsaugt.

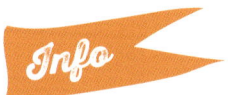

Info

Versuchen Sie es mal mit Kwass!
Brottrunk (oder Kwass) wird aus vergorenem Sauerteigbrot hergestellt. Vor allem die darin enthaltene bioaktive rechtsdrehende Milchsäure bremst das Wachstum von Fäulniserregern im Darm und verbessert die Kalziumaufnahme. Wer mag, trinkt täglich ein halbes Glas des Heilgetränks, verdünnt mit Wasser oder naturtrübem Apfelsaft.

Sport ist unverzichtbar

Jede körperliche Betätigung ist ein Säurevertilger par excellence. Die optimale Übungsdauer für diesen Effekt sind mindestens 30 Minuten am Tag, besser 45. Machen Sie, was Sie gut können: Laufen, Schwimmen, Rad fahren, Bergwandern, Bowling, Bauchtanz, Rudern, Seilspringen, Stretching, Federball oder Nordic Walking. Hauptsache, Sie haben Freude an der Bewegung und – ganz wichtig! – gehen beim Üben nicht über Ihre Belastungsgrenze hinaus. Andernfalls – so sagen Sportmediziner – kommt es nicht zum Fettabbau, denn der funktioniert nur bei ausreichender Sauerstoffversorgung. Wer ansonsten an Sport nicht gewöhnt ist, geht an diesem Wochenende wenigstens schneller spazieren als sonst. Die Arme immer schön mitschwingen lassen. Und zwischendurch ein kleiner Sprint könnte nicht schaden ...

Wohltat Tiefenentspannung

Haben Sie schon einmal einen Yoga-Kurs besucht? Kennen Sie einige Qigong-Übungen, Transzendentale Meditation, autogenes Training oder Ähnliches? Wenn ja, kramen Sie Ihre Kenntnisse wieder heraus und nehmen Sie sich vor, wenigstens ein Mal am Tag Ihre Übungen zu machen. Warum haben Sie das damals eigentlich eingestellt? Ein paar Vorschläge finden Sie im Kurprogramm.

Wenn Sie noch keine Erfahrung mit diesen bewährten Entspannungstechniken haben, wäre Ihr Gesundheits-Wo-

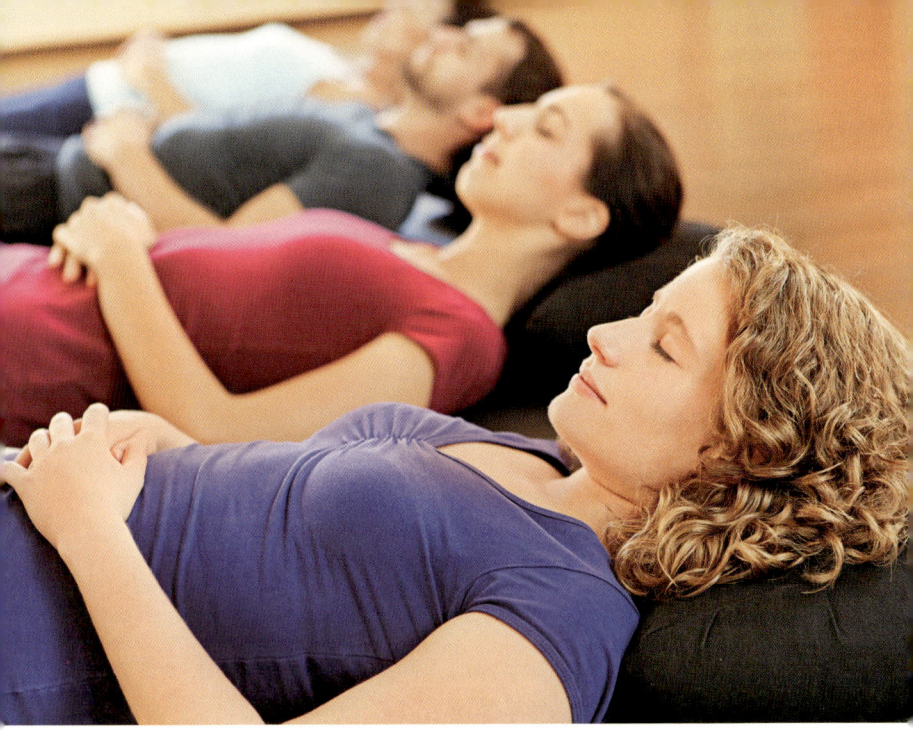

chenende die beste Gelegenheit, sich einmal den angeneh-
men Gefühlen hinzugeben, die solche Methoden bewirken
können. Falls Sie das allerdings ohne einen Einführungs-
kurs versuchen wollen, sollten Sie sich an ein gutes Ratge-
berbuch oder wenigstens an kundige Unterstützung halten,
auf diese Weise funktioniert es besser.

Die wichtigste Vorgehensweise bei all diesen Methoden
ist, dass das Bewusstsein, also die innere Aufmerksamkeit,
sanft auf etwas gelenkt wird, auf den Atem etwa, einen Kör-
perteil oder einen Gedanken. Spezielle Bewegungen oder
Körperhaltungen, wie man sie beispielsweise vom Yoga her
kennt, haben zwar auch als Leibesübungen einen direkten

gesundheitlichen Nutzen, sind aber mehr noch ein Vehikel, eben die innere Aufmerksamkeit zu lenken, zu beruhigen und für einen Moment von allem anderen zu befreien. Darin liegt erfahrungsgemäß noch mehr Kraft als in der rein körperlichen Ertüchtigung. Und medizinisch gesehen verringert man damit nachweislich die Flut der Stresshormone, senkt den Blutdruck und besänftigt sein vegetatives Nervensystem. Auch das hilft beim Säureabbau im Organismus.

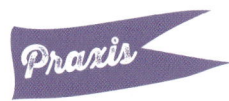

Sie können gern verlängern ...

Hat Ihnen eines der vorgestellten Basenfasten-Wochenenden Freude bereitet und spürbare Erfolge gebracht, dann haben Sie vielleicht Lust, so eine kleine Gesundheitskur ein wenig zu verlängern. Dem steht nichts entgegen. Mit einem oder mehreren zusätzlichen Tagen lässt sich durchaus noch mehr für Ihr Wohlbefinden tun. Wählen Sie dann unter den Tagesprogrammen der anderen hier vorgestellten Wochenenden etwas aus, das Ihnen zusagt und hängen Sie es an Ihre Kurzkur an. Sie können sich selbstverständlich anhand der Tabelle basischer Lebensmittel auch eigene Speisepläne zusammenstellen. Alles andere sollte allerdings wie in den vorgegebenen Kurplänen eingehalten werden.

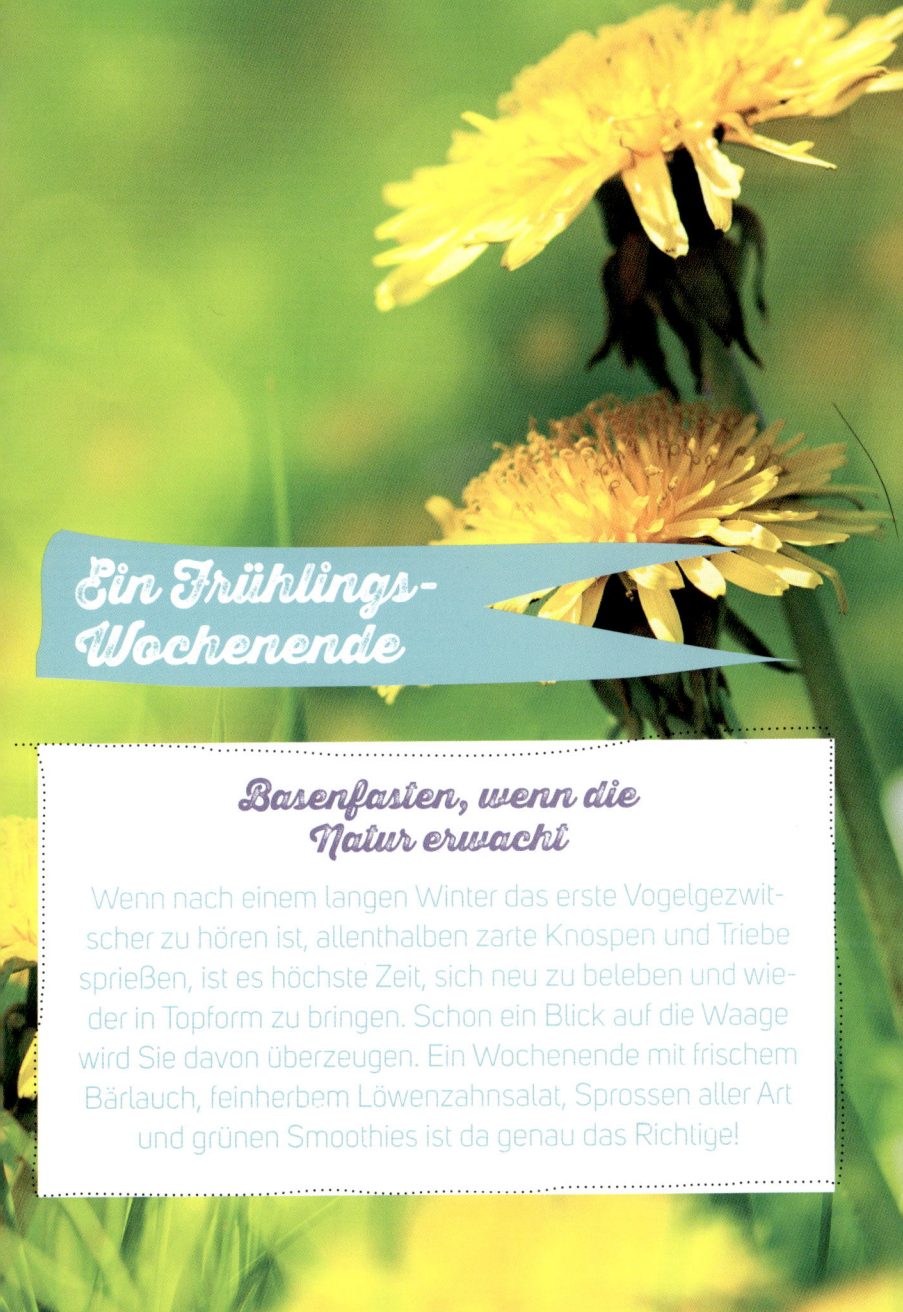

Ein Frühlings-Wochenende

Basenfasten, wenn die Natur erwacht

Wenn nach einem langen Winter das erste Vogelgezwitscher zu hören ist, allenthalben zarte Knospen und Triebe sprießen, ist es höchste Zeit, sich neu zu beleben und wieder in Topform zu bringen. Schon ein Blick auf die Waage wird Sie davon überzeugen. Ein Wochenende mit frischem Bärlauch, feinherbem Löwenzahnsalat, Sprossen aller Art und grünen Smoothies ist da genau das Richtige!

Fahrplan Wohlfühl-Wochenende 1

Samstag

Nach dem Aufstehen: Backpflaumen mit Einweichwasser
Vor dem Frühstück: 1 gehäufter TL Basenpulver auf 1 Glas Wasser, 1 EL Heilpflanzensaft
Frühstück: Grüner Frühlings-Smoothie
Fitness-Tipp: Treppensteigen oder Stepptrainer
Snack: 3 Dattelnüsse

Vor dem Mittagessen (½ bis ¾ Stunde): 1 TL Heilerde auf 1 Glas Wasser
Mittagessen: Bärlauchsuppe mit frischem Löwenzahn-salat, garniert mit Gänseblümchenblüten
Snack: Tomate mit Pfeffer und Olivenöl

Vor dem Abendessen: 1 gehäufter TL Basenpulver auf 1 Glas Wasser, 1 EL Heilpflanzensaft
Abendessen: Gemüsecurry mit Kokosmilch
Wellness-Tipp: Leberwickel
Vor dem Zubettgehen: 1 Tasse Beruhigungstee aus Baldri-an, Melisse oder Johanniskraut

Ansonsten tagsüber viel trinken: Kräutertee, Mineralwasser

Nach dem Aufstehen: Backpflaumen mit Einweichwasser
Vor dem Frühstück: 1 gehäufter TL Basenpulver auf 1 Glas Wasser, 1 EL Heilpflanzensaft
Frühstück: Natürlicher Basendrink aus grünem Blatt-gemüse
Snack: ½ junger Kohlrabi
Fitness-Tipp: Dehnungsübung

Vor dem Mittagessen (½ bis ¾ Stunde): 1 TL Heilerde auf 1 Glas Wasser
Mittagessen: Peperonata *alla siciliana* mit Pellkartoffeln
Snack: Bio-Mandelmilch mit Erdbeeren
Wellness-Tipp: Energie durch Atmen

Vor dem Abendessen: 1 gehäufter TL Basenpulver auf 1 Glas Wasser, 1 EL Heilpflanzensaft
Abendessen: Gewürzmöhren
Vor dem Zubettgehen: 1 Tasse Beruhigungstee aus Baldrian, Melisse oder Johanniskraut

Ansonsten tagsüber viel trinken:
Kräutertee, Mineralwasser

Einkaufsliste basischer Lebensmittel

Die Basics aus Speisekammer und Kühlschrank:

- stille Mineral-, Quell- oder Heilwässer
- Olivenöl, Rapsöl
- Oliven, schwarz
- Bio-Sahne
- Mandeln, ganz und gehobelt
- Pfeffer aus der Mühle
- Kreuzkümmel, Muskatnuss, Kurkuma, Lorbeerblatt
- Pimentkörner, Nelken, Kardamom
- Ingwerwurzel, Chilischoten
- Kartoffeln
- Zwiebeln, Schalotten, Knoblauch
- Orangenblütenwasser, Zitronen

Vom Lebensmittelhändler, vom Feld und aus dem Garten:

- Bananen, Erdbeeren
- frische Datteln
- junger Spinat
- Möhren, Stangensellerie, Kohlrabi, Paprikaschoten (rot), Radieschen, Rettich, Salatgurke, Tomaten, Zucchini
- Löwenzahn- und Brennnesselblätter, Ahornblättchen
- Gänseblümchenblüten
- Bärlauch, Rucola
- frische Kräuter im Topf (Basilikum, Liebstöckel, Petersilie, Schnittlauch, Kresse)

Aus Reformhaus, Apotheke oder dem Bio-Laden:

- Backpflaumen (*oder* Dörrfeigen)
- Mandelmilch-Pulver oder Mandelmilch
- Bio-Kokosmilch, fettarm
- Sprossenmischungen zum Keimen
- verschiedene Kräutertees
- Basenpulver, Heilerde, Heilpflanzensaft

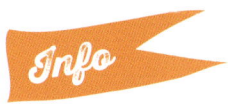

Die Portionsgrößen

Sie sollten von allen am Kurwochenende vorgesehenen Gerichten nur eine Portion zu sich nehmen. Da die meisten Rezepte für mehr als eine Portion ausgelegt sind, kann auch der Partner oder der Rest der Familie mitessen (je nach Portionsangabe). Bei Bedarf können Sie die Gerichte noch anreichern – mit Lebensmitteln, die Sie momentan aussparen. Sie müssen dann nicht zweimal Essen zubereiten, und bestimmt profitiert Ihr Partner auch ein wenig von Ihrer Kur.

Frühstück

Grüner Frühlings-Smoothie

Zutaten für 2 Portionen
- ½ Bund frische Löwenzahnblätter • ½ Salatgurke
- frisch gezupfte Ahornblättchen • 1 kleine Tasse Wasser

Zubereitung
- Grüne Blätter waschen, die Salatgurke schälen. Alles grob zerkleinern und mit dem Wasser in den Mixer geben. Das Gerät so lange (hochtourig) laufen lassen, bis ein dickflüssiger, schaumiger Saft entstanden ist.

Mittagessen

Bärlauch-Suppe mit frischem Löwenzahnsalat

Zutaten für 2 Portionen
- 50 g Bärlauch • 1 Schalotte • 1 Knoblauchzehe
- 150 g Kartoffeln • 1 EL Olivenöl • 200 ml Wasser
- 100 ml Bio-Sahne • Pfeffer • Muskatnuss
- frischer Zitronensaft

Zubereitung
- Schalotte, Knoblauch und Kartoffeln schälen und fein würfeln. Das Öl in einem Topf erhitzen und alles andüns-

ten. Mit Wasser aufgießen, die Bio-Sahne einrühren, mit Pfeffer und Muskat würzen. Die Suppe 20 Minuten bei niedriger Temperatur köcheln lassen.

- Inzwischen den Bärlauch waschen, putzen und in feine Streifen schneiden. Drei Viertel des Bärlauchs zur Suppe geben und mit dem Stabmixer fein pürieren. Die Suppe mit dem Zitronensaft abschmecken und auf Teller verteilen. Mit den übrigen Bärlauchstreifen garnieren.

Löwenzahnsalat

Zutaten für 2 Portionen

- 1 Bund Löwenzahnblätter • 1 Bund Rucola • ½ Bund Radieschen • 1 junge Möhre • Saft von ½ Zitrone • Pfeffer
- 2 EL Olivenöl • einige Stängel frische Kräuter (etwa Petersilie, Schnittlauch, Kresse) • einige Gänseblümchenblüten

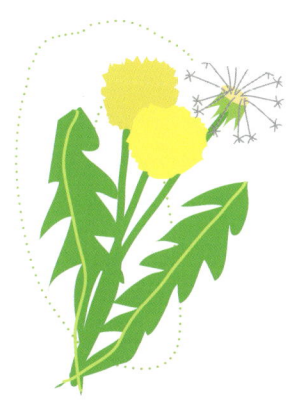

Zubereitung

- Die Blätter kurz waschen, abtropfen lassen. Radieschen und Möhre waschen und in feine Scheibchen hobeln. Die Kräuter waschen und hacken. Gänseblümchenblüten abbrausen und auf Küchenkrepp trocknen lassen.
- Salat und Gemüse auf Tellern anrichten. Aus Zitronensaft, Pfeffer und Olivenöl ein Dressing anrühren, dann die Kräuter hinzufügen. Salat mit Gänseblümchenblüten garnieren.

Snacks

Snack 1: 3 Datteln entsteinen, mit je 1 Mandel füllen.
Snack 2: Tomate vierteln, mit Pfeffer aus der Mühle bestreuen und mit (wenig!) Olivenöl beträufeln.

Abendessen

Gemüsecurry mit Kokosmilch

Zutaten für 2 Portionen

• 1 kleine Zwiebel • 2 junge Möhren • 1 junge Zucchini
• 1 Stück weißer Rettich (5–8 cm) • ½ rote Paprikaschote
• 1 Selleriestange • 100 ml Bio-Kokosmilch (fettarm) mit
etwas Wasser • ½ TL Kreuzkümmel • ½ TL Kurkuma
• 1 Stück Ingwerwurzel (2 cm) • 1 EL Rapsöl • 2–3 Stängel
Petersilie

Zubereitung

• Zwiebel und Ingwer schälen und fein würfeln, das Gemüse putzen und in Würfel schneiden. Die Zwiebelwürfel in Öl anschwitzen, die Gewürze dazugeben und warten, bis sie duften, dann Sellerie und Möhren zugeben. Kokosmilch und Wasser einrühren, kurz köcheln lassen. Dann das restliche Gemüse und den Ingwer zugeben und das Curry bissfest garen. Die Petersilie über das Gericht streuen.

Wellness und Fitness

Treppensteigen oder Stepptrainer

Im Frühling gilt es, wieder in Form zu kommen: Wer oft und rasch Treppen steigt oder zu Hause vom Stepptrainer regelmäßig Gebrauch macht, strafft vor allem die Muskeln an Oberschenkeln, Waden und Po. Ebenso wie Kniebeugen fördert dies die Produktion jung erhaltender Wachstumshormone, da die größten Muskeln des Körpers auch am meisten von diesen speziellen Gewebshormonen produzieren.

Leberwickel

Unterstützen Sie die Entgiftungsarbeit Ihrer Leber mit einem warmen Leibwickel. Er fördert die Durchblutung und Aktivität der Leber, beruhigt und sorgt für gesunden Schlaf.
Dazu benötigen Sie: 1 feuchtheißes Frottiertuch • 1 heiße Wärmflasche • 1 trockenes Frottiertuch • 1 Wolldecke

Anwendung

- Machen Sie es sich auf einem Sofa bequem. Legen Sie sich das feuchtheiße Handtuch auf den Bauch, darüber die Wärmflasche und zum Schluss das trockene Handtuch.
- Decken Sie sich zu und ruhen Sie eine halbe Stunde mit geschlossenen Augen. Sprechen Sie dazu in Gedanken die Formel aus dem autogenen Training: „Sonnengeflecht strömend warm", wenn Sie mögen.
- Nehmen Sie den Wickel herunter und reiben Sie anschließend Ihren Leib mit dem feuchtkalten Handtuch ab.

Frühstück

Natürlicher Basendrink aus grünem Blattgemüse

Zutaten für 2 Portionen

• Je eine Handvoll junger Spinat-, Löwenzahn- und Brennnesselblätter • 2–3 Stängel Petersilie • 1 kleines Glas Wasser • ½–1 Banane

Zubereitung

• Alle Zutaten im Mixer oder Smoothiemaker gründlich zerkleinern und verquirlen. Sofort trinken. Der beste natürliche Basendrink, den es gibt!

Mittagessen

Peperonata *alla siciliana*

Ist die Peperonata besonders gut, wird sie gerne als „Peperonatissima" bejubelt.

Zutaten für 2 Portionen

• 200 g Zwiebeln • 400 g Paprikaschoten
• 300 g Tomaten • 50 g schwarze entsteinte Oliven
• 2 EL natives Olivenöl extra • Pfeffer • ½ Zitrone
• frisches Basilikum

Zubereitung

- Die Zwiebeln schälen und in Ringe schneiden. Die Paprikaschoten halbieren, Stielansätze, Kerngehäuse und weiße Scheidewände wegschneiden. Die Schoten waschen, trocken tupfen und in Streifen schneiden. Die Zitrone auspressen.
- Die Tomaten kurz in kochendes Wasser tauchen, häuten, vierteln, dabei die Stielansätze und Samen entfernen. Die Oliven grob hacken.
- Das Olivenöl in einem Topf erhitzen, die Zwiebel darin unter Rühren glasig dünsten. Paprika und Tomaten dazugeben und kurz anbraten. Pfeffer darüberstreuen und Zitronensaft unterrühren. Alles 10 Minuten zugedeckt schmoren lassen. Nach 5 Minuten die Oliven hinzufügen. Die Peperonata warm oder kalt servieren. Zuvor mit Basilikumblättchen bestreuen. Dazu: Pellkartoffeln.

Snacks

Snack 1: ½ jungen Kohlrabi schälen und wie einen Apfel essen.
Snack 2: Bio-Mandelmilch mit Erdbeeren

- Dazu 2–3 EL Bio-Mandelmilchpulver in 250 ml warmes oder kaltes Wasser einrühren und mit 250 g reifen Erdbeeren im Mixer zu einer schaumigen Milch verquirlen. Oder direkt 250 ml Mandelmilch mit 250 g Erdbeeren gut durchmixen.

Abendessen

Gewürzmöhren

Zutaten für 2 Portionen

- 250 g Möhren • ½ Zwiebel • 1 EL Olivenöl
- ½ Chilischote • 1 Lorbeerblatt • 2 Pimentkörner
- 2 Nelken • 1 Kardamomkapsel
- 1 TL Orangenblütenwasser

Zubereitung

- Die Möhren schälen und in Scheiben schneiden. Die Zwiebel schälen und fein würfeln. Das Öl in einem Topf erhitzen und die Zwiebelwürfel darin glasig dünsten. Möhrenscheiben dazugeben und leicht anbraten. Chilischote und Gewürze hinzufügen. Dann 1–2 EL Wasser dazugeben und die Möhren bei geschlossenem Deckel bissfest garen. Zum Schluss mit Orangenblütenwasser beträufeln und das Gericht etwas abkühlen lassen.

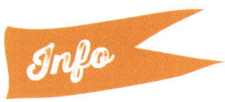

Info

Ein Hauch von Orient ...

Orangenblütenwasser ist ein beliebtes „Gewürz" aus Marokko, das aus den Blüten der Bitterorangen, der Pomeranzen, gewonnen wird. Man verfeinert damit Süßspeisen und Gebäck. Erhältlich ist es in arabischen oder türkischen Supermärkten sowie übers Internet.

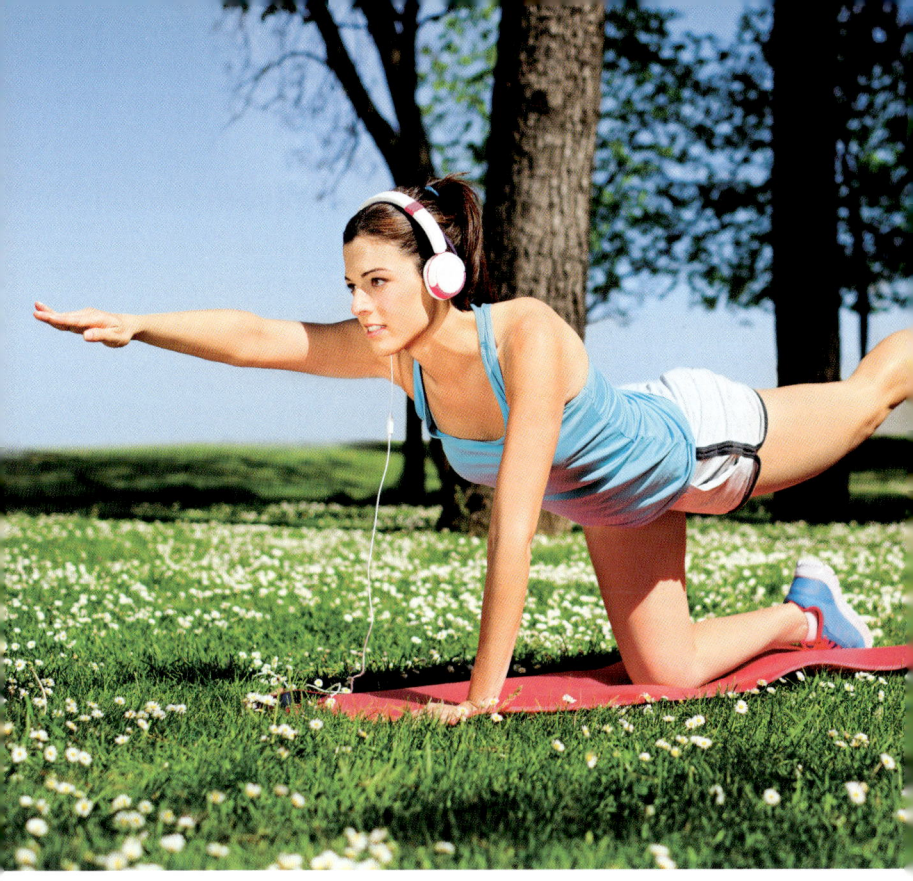

Wellness und Fitness

Dehnungsübung

Im Frühling geht es wieder mehr nach draußen, und automatisch ist mehr Bewegung angesagt. Da sollte auch immer auf Elastizität und Dehnungsvermögen geachtet werden. Dies ist eine schöne Übung zum Stretching und für einen knackigen Po:

- Erst hinknien, dann beide Hände zum Vierfüßlerstand vorne auf den Boden setzen. Rücken waagerecht halten, Kopf leicht anheben. Jetzt linken Arm in die Waagerechte heben und so weit als möglich nach vorne strecken. Gleichzeitig rechtes Bein in die Waagerechte heben und nach hinten strecken.
- Dann dasselbe mit rechtem Arm und linkem Bein. Schließlich in eine fließende Bewegung übergehen, einmal rechts, einmal links.

Energie durch Atmen

Diese einfache Übung hilft Ihnen dabei, Ihr inneres Gleichgewicht zu finden und neue Kraft zu sammeln.

- Legen Sie sich auf einer weichen Decke auf den Rücken. Atmen Sie ein. Spüren Sie, wie die Luft erst in Ihren Brustraum, dann in den Bauch strömt.
- Atmen Sie dann ganz bewusst und viel langsamer als sonst aus, indem Sie ein lang gezogenes „f" erzeugen. Zählen Sie innerlich mit: Beim Ausatmen sollten Sie doppelt so weit kommen wie beim Einatmen. Also 1, 2, 3 beim Einatmen und 1, 2, 3, 4, 5, 6 beim Ausatmen.
- Wiederholen Sie die Atemübung mindestens 5-mal.

Basenfasten in der warmen Jahreszeit

Die warmen Sommermonate sind fürs Basenfasten ideal, weil die Tafel mit reifen frischen Früchten und buntem Gemüse, mit mannigfaltigen Salaten und duftenden Kräutern reich gedeckt ist. Und temperaturbedingt ist der Durst meist größer als der Appetit, was ohnehin Lust auf leichte Mahlzeiten macht.

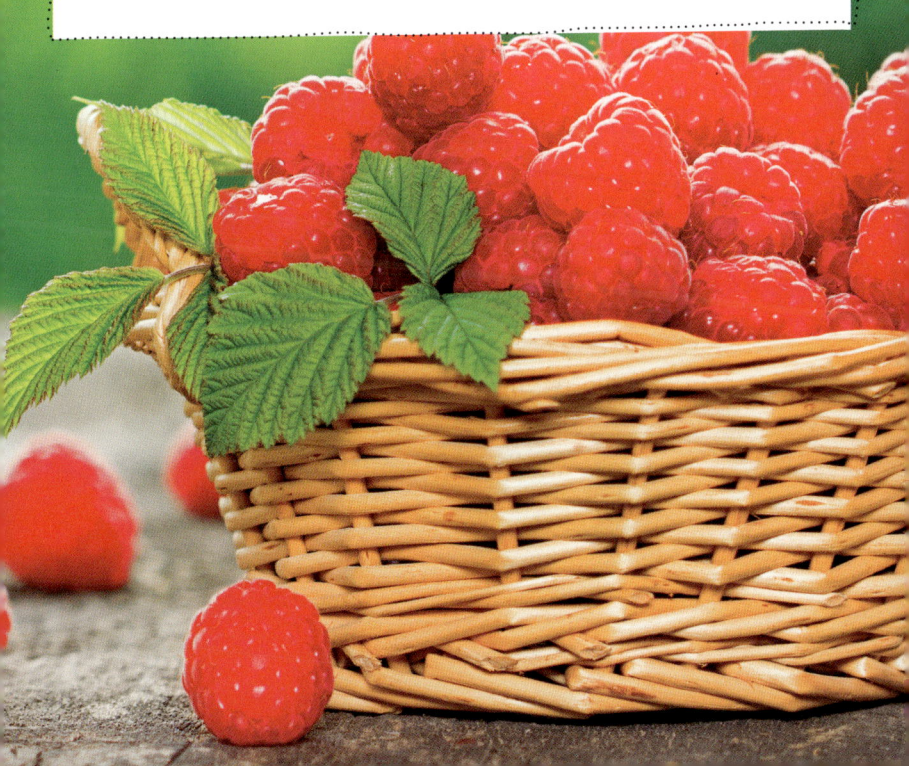

Fahrplan Wohlfühl-Wochenende 2

Nach dem Aufstehen: Backpflaumen mit Einweichwasser

Vor dem Frühstück: 1 gehäufter TL Basenpulver auf 1 Glas Wasser, 1 EL Heilpflanzensaft

Frühstück: Erdbeer-Smoothie und frisch gepresster Orangensaft

Fitness-Tipp: Besser schnell gehen

Snack: 1 fein geriebener Apfel

....

Vor dem Mittagessen (½ bis ¾ Stunde): 1 TL Heilerde auf 1 Glas Wasser

Mittagessen: Gazpacho, grüner Salat mit Sprossen

Wellness-Tipp: Kleine Yoga-Einheit

Snack: Einige Mandeln oder getrocknete Aprikosen

....

Vor dem Abendessen: 1 gehäufter TL Basenpulver auf 1 Glas Wasser, 1 EL Heilpflanzensaft

Abendessen: Süßkartoffelsalat

Vor dem Zubettgehen: 1 Tasse Beruhigungstee aus Baldrian, Melisse oder Johanniskraut

....

Ansonsten tagsüber viel trinken: Kräutertee, Mineralwasser

Sonntag

Nach dem Aufstehen: Backpflaumen mit Einweichwasser
Vor dem Frühstück: 1 gehäufter TL Basenpulver auf 1 Glas Wasser, 1 EL Heilpflanzensaft
Frühstück: Molkedrink mit Beeren
Fitness-Tipp: Intervall-Training
Snack: Aprikosenpüree

Vor dem Mittagessen (½ bis ¾ Stunde): 1 TL Heilerde auf 1 Glas Wasser
Mittagessen: Wildkräuter mit blauen Vitelotte-Kartoffeln
Wellness-Tipp: Himmel und Erde (Qigong)
Snack: 3 schwarze Oliven

Vor dem Abendessen: 1 gehäufter TL Basenpulver auf 1 Glas Wasser, 1 EL Heilpflanzensaft
Abendessen: Basische Minestrone
Vor dem Zubettgehen: 1 Tasse Beruhigungstee aus Baldrian, Melisse oder Johanniskraut

Ansonsten tagsüber viel trinken: Kräutertee, Mineralwasser

Einkaufsliste basischer Lebensmittel

Die Basics aus Speisekammer und Kühlschrank:

- stille Mineral-, Quell- oder Heilwässer
- Olivenöl, Walnussöl, Bio-Butter
- Oliven, schwarz
- Mandeln, ganz und gehobelt
- Pfeffer aus der Mühle
- Lorbeerblatt, Zimt, Kreuzkümmel
- Kartoffeln
- rote Zwiebeln, Knoblauch
- Zitronen, Limetten

Vom Lebensmittelhändler, vom Feld und aus dem Garten:

- Äpfel, Aprikosen, Bananen, Erdbeeren, Orangen, Weintrauben (blau)
- frische Datteln
- Beeren wie Erdbeeren, Brombeeren, Himbeeren
- Blumenkohl, Brokkoli, Fleischtomaten, Möhren, Lauch, Paprikaschoten (grün), Salatgurke, Sellerieknolle, Zucchini
- grüner Salat
- blaue Kartoffeln (Vitelotte), Süßkartoffeln
- frische Kräuter im Topf (Basilikum, Petersilie, Liebstöckel, Minze, Thymian)
- getrocknete Wildkräuter wie etwa Dost, Pimpernelle, Schafgarbe, Mädesüß, Quendel

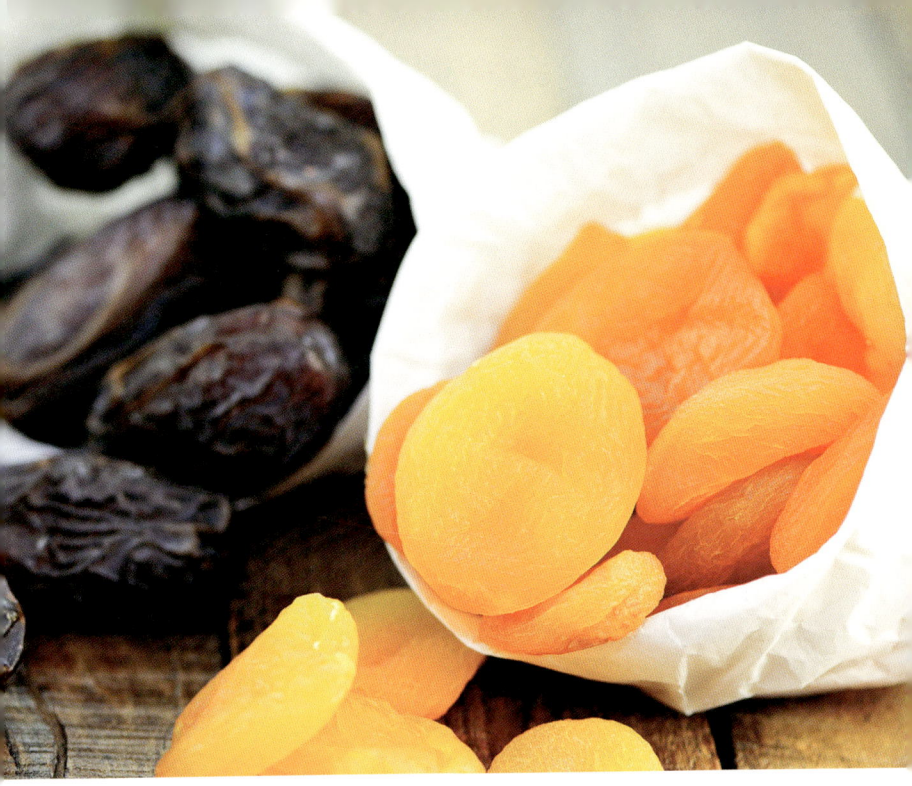

Aus Reformhaus, Apotheke oder dem Bio-Laden:

- getrocknete Aprikosen (ungeschwefelt)
- Backpflaumen (*oder* Dörrfeigen)
- Hefeflocken
- mediterrane Kräutermischung
- Diät-Kurmolke
- Bio-Mandelmilchpulver
- Sprossenmischungen zum Keimen
- verschiedene Kräutertees
- Basenpulver, Heilerde, Heilpflanzensaft

Frühstück

Erdbeer-Smoothie

Zutaten für 2 Portionen

- 250 g Erdbeeren (anderes Obst geht auch)
- 1 reife Banane • 1 EL Mandelmilchpulver • 200 ml Wasser

Zubereitung

- Erdbeeren waschen und die Banane schälen. Die Früchte in Stücke schneiden und in den Mixer geben. Mandelmilchpulver, Wasser und Saft hinzufügen.
- Alle Zutaten im Mixer aufschäumen. Nach Belieben einige Eiswürfel mitmixen. Bei Bedarf mit Wasser verdünnen.

Mittagessen

Gazpacho

Die kalte Gurken-Tomaten-Suppe aus Andalusien erfrischt an heißen Tagen und belastet den Magen nicht.

Zutaten für 2 Portionen

- 500 g Fleischtomaten • 1 Salatgurke • 1 Zucchini
- 1 grüne Paprikaschote • 1 Knoblauchzehe
- 50 ml Olivenöl • 1 EL Limettensaft • 1 Prise Kreuzkümmel
- Pfeffer • mediterrane Kräutermischung

Zubereitung

- Die Fleischtomaten überbrühen, häuten, halbieren, dabei Kerne und Stielansätze entfernen. Eine viertel Tomate in Würfel schneiden und kalt stellen. Den Rest grob zerkleinern und in den Mixer geben.

- Die Gurke schälen, ein Viertel klein würfeln und beiseitestellen. Den Rest grob zerkleinern und zu den Tomaten in den Mixer geben.

- Zucchini waschen, zerkleinern und in den Mixer geben. Paprikaschote waschen, putzen, ein Viertel klein würfeln und zur Seite stellen. Den Rest grob zerkleinern und in den Mixer geben. Den Knoblauch abziehen und über das Gemüse in den Mixer pressen. Öl, Limette und Gewürze hinzufügen und alles im Mixer fein pürieren.

- Das Püree durch ein Sieb streichen, eventuell mit etwas Wasser verdünnen und nochmals abschmecken. Mindestens 1 Stunde kalt stellen. Die Suppe vor dem Servieren mit dem gewürfelten frischen Gemüse garnieren.

- Reichen Sie dazu grünen Salat mit selbst gezogenen Sprossen und einem Dressing aus 1 EL Olivenöl, etwas Zitronensaft, Pfeffer und frisch gehackten Kräutern.

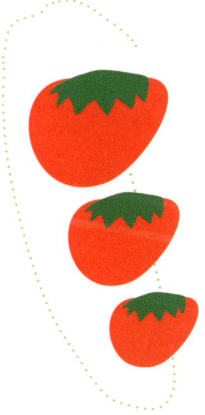

Snacks

Snack 1: 1 fein geriebener Apfel
Snack 2: Einige Mandeln oder getrocknete Aprikosen

Abendessen

Süßkartoffelsalat

Zutaten für 2 Portionen

- 300 g Süßkartoffeln • 100 g blaue Weintrauben
- ½ rote Zwiebel • 2–3 Stängel frische Minze
- 1 frische Dattel • 1 EL Zitronensaft • 2 EL Walnussöl
- 1 Prise Zimt • Pfeffer

Zubereitung

- Die Süßkartoffeln etwa 15 Minuten in Salzwasser bissfest garen. Leicht auskühlen lassen, pellen und in Scheiben schneiden. Die Weintrauben waschen und trocken tupfen, nach Belieben halbieren und entkernen. Die Zwiebel schälen und in dünne Ringe schneiden. Alles in einer Salatschüssel locker mischen.

- Die Minze waschen, die Dattel entsteinen und in sehr feine Würfel schneiden. Zitronensaft, Zimt und Öl zu einem Dressing verquirlen. Die Dattelstücke einrühren. Mit Pfeffer abschmecken und mit Minzblättchen bestreuen.

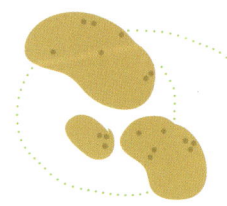

Wellness und Fitness

Besser schnell gehen

Wer schnell geht, statt zu laufen, verbrennt doppelt so viel Fett und schwitzt mehr Unerwünschtes aus. Fangen Sie gemächlich an und steigern Sie die Geschwindigkeit nach und nach. Ein Fuß sollte immer Kontakt mit dem Boden haben. Der Puls darf nicht zu schnell werden. Arme immer mitschwingen lassen.

Kleine Yoga-Einheit

- Legen Sie sich auf einer Decke auf den Rücken, ziehen Sie Ihre Knie an und umfassen Sie sie mit beiden Händen.
- Ziehen Sie die Knie so weit wie möglich an die Brust und heben Sie Ihren Kopf ein wenig. Zählen Sie bis 10.
- Ziehen Sie die Knie näher an das Kinn heran und rollen Sie ganz sanft auf die rechte Seite, bis Sie mit dem Handgelenk den Fußboden berühren.
- Rollen Sie anschließend auf die linke Seite, indem Sie sich mit dem rechten Ellbogen abstoßen. Der Kopf bleibt angehoben. Rollen Sie langsam und bewusst mindestens 10-mal hin und her.
- Schaukeln Sie auch über den Rücken vorwärts und rückwärts. Lassen Sie Ihre Knie los und legen Sie sich einen Moment zur Entspannung auf den Rücken.
- Wiederholen Sie jetzt die Rollübung mit der anschließenden Entspannung.

Frühstück

Molkedrink mit Beeren

Zutaten für 2 Portionen

- 400 g Erdbeeren, Himbeeren *oder* Brombeeren
- 300 ml Diät-Kurmolke • ½ Banane

Zubereitung

- Die Beeren waschen, putzen und pürieren. Die Molke und die halbe Banane dazumixen.

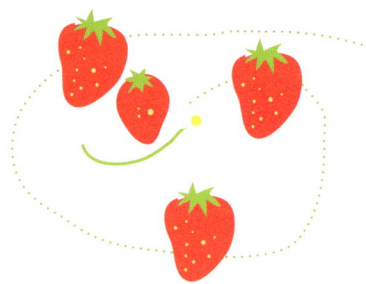

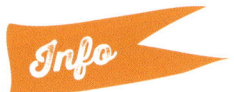

Info

Gut für den Darm

Die Laktose, der Milchzucker in der Molke, und die rechtsdrehende L(+)-Milchsäure wirken sich gut auf die Darmflora aus und beugen Übersäuerungen vor.

Mittagessen

Wildkräuter mit blauen Vitelotte-Kartoffeln

Zutaten für 2 Portionen

- 300 g blaue Kartoffeln (Sorte Vitelotte)
- 30 g getrocknete Wildkräuter (etwa Dost, Pimpernelle, Schafgarbe, Mädesüß, Borretsch, Beifuß, Sauerampfer, Quendel) • 1 EL Hefeflocken • ca. 10 g Bio-Butter *oder* 1 EL Olivenöl

Zubereitung

- Die Kartoffeln gut waschen. Die Hälfte der Kräuter in den Siebeinsatz eines Topfs geben, die Kartoffeln darauflegen und etwa 30 Minuten im Wasserdampf garen. Kartoffeln schälen und mit Hefeflocken, etwas Butter oder Öl und den restlichen Kräutern bestreut servieren.

Kräuter-Spaziergang

Wildkräuter haben wegen ihres unverwechselbaren Geschmacks auch die Spitzengastronomie erreicht. Sie lassen sich auf einem sonnigen Wiesenspaziergang finden. Ein Kräuterhandbuch hilft beim Erkennen!

Snacks

Snack 1: Aprikosenpüree
- 200 g reife Aprikosen • 2 TL Zitronensaft • ½ Banane
- 1 EL gehobelte Mandeln

Zubereitung
- Die Aprikosen waschen, halbieren, entsteinen und grob zerschneiden. Mit Zitronensaft und der Banane im Mixer zu einer cremigen Paste pürieren. Mit Mandeln bestreuen.

Snack 2: 3 schwarze Oliven

Abendessen

Basische Minestrone

Zutaten für 2 Portionen
- ¼ Blumenkohl • ¼ Brokkoli • 1 Scheibe (ca. 2 cm) Sellerieknolle • 2 größere Kartoffeln • ½ Stange Lauch
- 2 Möhren • 1 kleinere Zucchini • ½ Zwiebel
- 1 Knoblauchzehe • 1 EL Olivenöl • 1 Lorbeerblatt
- mediterrane Kräutermischung • 2 Stängel frischer Thymian • Pfeffer • 2 Stängel Petersilie

Zubereitung
- Blumenkohl und Brokkoli waschen und in Röschen zerteilen, Sellerie und Kartoffeln schälen und in Würfel schneiden, den Lauch längs aufschneiden und in Scheiben schneiden, die Möhren schälen und in Scheiben schnei-

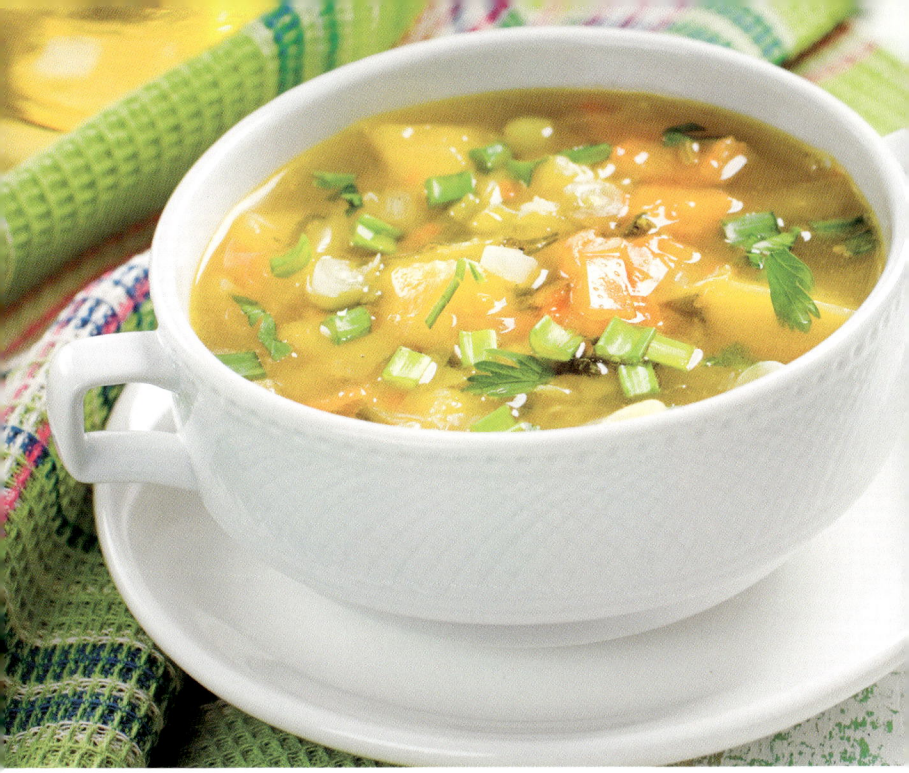

den, Zucchini waschen und in dickere Scheiben schneiden, Zwiebel und Knoblauch schälen und fein hacken. Thymian waschen, die Blättchen von den Stängeln streifen. Petersilie waschen und hacken.

- Das Öl in einem Topf erhitzen, Zwiebel und Knoblauch darin glasig dünsten. Das vorbereitete Gemüse und das Lorbeerblatt hinzugeben, kurz mitbraten, dann alles knapp mit Wasser bedecken. Die mediterrane Kräutermischung hinzufügen. Das Gemüse im geschlossenen Topf nur kurz garen. Mit Thymian und Pfeffer abschmecken. Petersilie auf die fertige Suppe streuen.

Wellness und Fitness

Intervall-Training

Aktiv werden – aber richtig. Fitnessforscher wissen, dass der Kalorienverbrauch deutlich ansteigt, wenn beim Walken, Joggen, Rudern, Schwimmen, Radfahren oder Ähnlichem das Tempo alle 5 Minuten gewechselt wird. Deshalb besser abwechselnd schneller und langsamer trainieren. Man schwitzt dann mehr Gifte und Säuren aus und nimmt rascher ab. Bei allen Ball-Sportarten gilt das sowieso.

Himmel und Erde (Qigong)

• Ziehen Sie die Schuhe aus. Stehen Sie gerade mit ein klein wenig eingeknickten Knien, das Kinn leicht nach unten geneigt. Nehmen Sie Kontakt zum Himmel auf: Lauschen Sie ein paar Minuten in die Weite des Himmels, nehmen Sie fernste Geräusche wahr. Die Gedanken im Inneren kommen dadurch zur Ruhe. Lenken Sie Ihre Aufmerksamkeit dann wieder zu sich zurück.

• Nehmen Sie Kontakt zur Erde auf: Stehen Sie mit beiden Füßen ganz bewusst auf der Erde. Spüren Sie einige Minuten den Kontakt zum Untergrund. Krallen Sie sich mehrmals hintereinander mit den Zehen fest, als wollten Sie den Boden hochziehen.

Ein Herbst-Wochenende

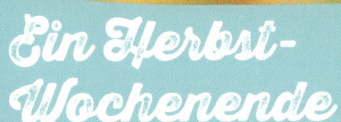

Basenfasten, wenn die Ernte eingebracht ist

Beim Erntedankfest erfreut man sich vielerorts an prächtig aufgeschichteten Arrangements aus den farbenfrohen Gaben von Mutter Natur: rote Äpfel, gelbe Birnen, blaue Pflaumen, Kürbisse in allen Größen und Farben, Sellerieknollen, Rübchen, Lauchstangen und vieles mehr. Das meiste davon ist rein basische Kost. Da fällt es leicht, sich ein Wochenende lang ohne Säurebildner zu ernähren, zumal es absolut Sinn macht, sich mit einer gehörigen Portion an Vitalstoffen für die Winterzeit zu rüsten.

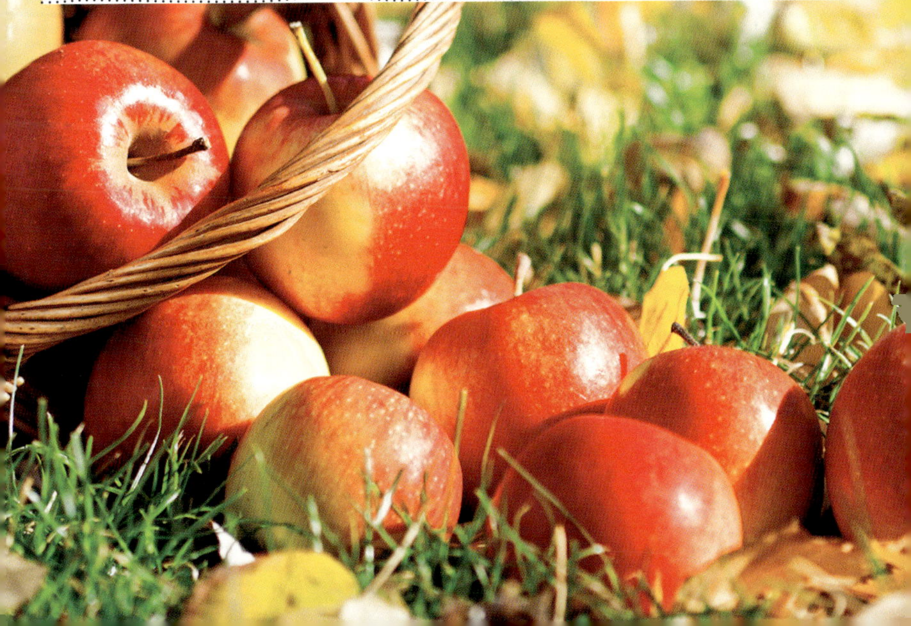

Fahrplan Wohlfühl-Wochenende 3

Nach dem Aufstehen: Backpflaumen mit Einweichwasser
Vor dem Frühstück: 1 gehäufter TL Basenpulver auf 1 Glas
Wasser, 1 EL Heilpflanzensaft
Frühstück: Blitzfrühstück
Wellness-Tipp: Erst zur Ruhe kommen
Snack: 1 frische Pflaume

Vor dem Mittagessen (½ bis ¾ Stunde): 1 TL Heilerde auf
1 Glas Wasser
Mittagessen: Großer Fruchtsalat mit Beerensauce
Snack: Gemüsesticks
Fitness-Tipp: Abhärten mit Bürstenmassage

Vor dem Abendessen: 1 gehäufter TL Basenpulver auf
1 Glas Wasser, 1 EL Heilpflanzensaft
Abendessen: Gebratene Pfifferlinge mit Tomaten
Vor dem Zubettgehen: 1 Tasse Beruhigungstee aus
Baldrian, Melisse oder Johanniskraut

Ansonsten tagsüber viel trinken: Kräutertee,
Mineralwasser

Nach dem Aufstehen: Backpflaumen mit Einweichwasser
Vor dem Frühstück: 1 gehäufter TL Basenpulver auf 1 Glas
Wasser, 1 EL Heilpflanzensaft
Frühstück: Basischer Frühstücksbrei
Snack: 1 reife Birne
Fitness-Tipp: „Mäßig anstrengend"

Vor dem Mittagessen (½ bis ¾ Stunde): 1 TL Heilerde auf
1 Glas Wasser
Mittagessen: Spanisches Ofengemüse
Snack: 1 Handvoll Erdmandelchips
Wellness-Tipp: Fußmassage

Vor dem Abendessen: 1 gehäufter TL Basenpulver auf
1 Glas Wasser, 1 EL Heilpflanzensaft
Abendessen: Fenchel-Möhren-Gemüse mit gebratenen
Äpfeln
Vor dem Zubettgehen: 1 Tasse Beruhigungstee aus
Baldrian, Melisse oder Johanniskraut

Ansonsten tagsüber viel trinken: Kräutertee,
Mineralwasser

Einkaufsliste basischer Lebensmittel

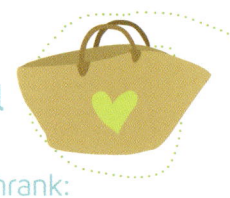

Die Basics aus Speisekammer und Kühlschrank:

- stille Mineral-, Quell- oder Heilwässer
- Olivenöl
- Oliven, schwarz
- Bio-Butter, Bio-Sahne
- Mandeln, ganz und gehobelt
- Pfeffer aus der Mühle
- Kümmel
- Mehl
- Kartoffeln
- Zwiebeln, Schalotten, Knoblauch
- Zitronen

Vom Lebensmittelhändler, vom Feld und aus dem Garten:

- Ananas, Weintrauben, Orangen, Äpfel, Bananen, Pflaumen, Birnen
- Orangen- oder Mandarinensaft
- gemischte Beeren
- frische Datteln
- Auberginen, Fenchelknolle, Möhren, Kirschtomaten, Tomaten, Paprikaschoten (rot und gelb), Zucchini, evtl. Kohlrabi oder Stangensellerie für Gemüsesticks
- Pfifferlinge
- frische Kräuter im Topf (Rosmarin, Thymian, Petersilie, Salbei)

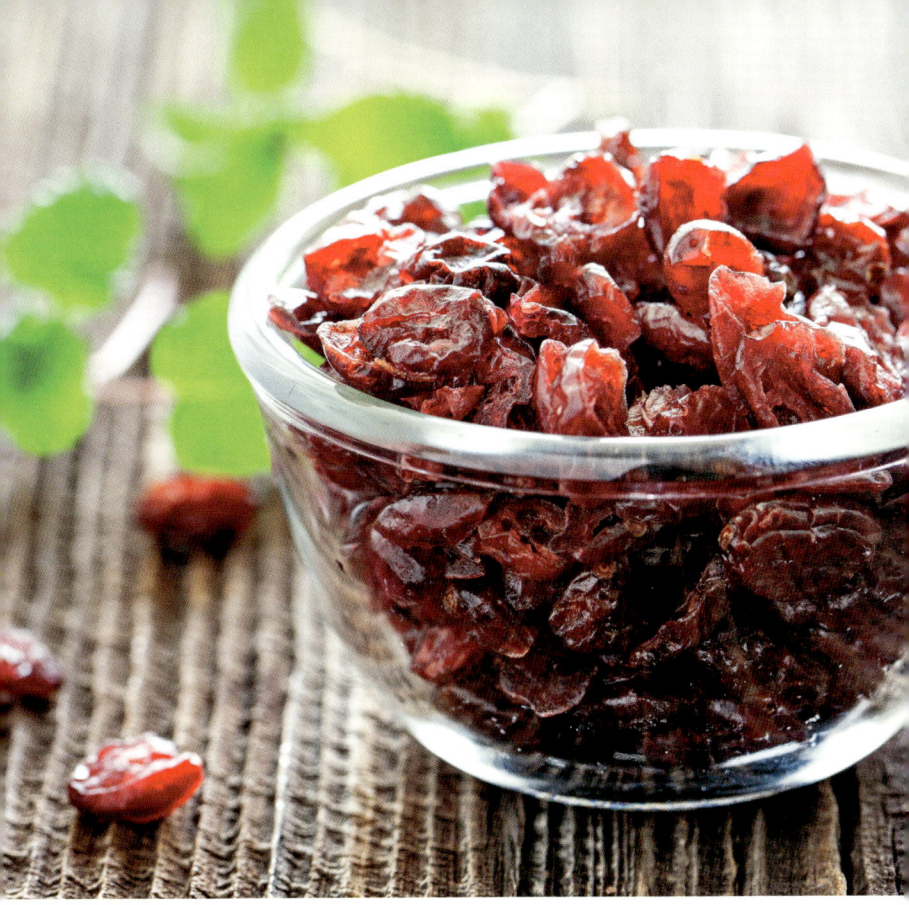

Aus Reformhaus, Apotheke oder dem Bio-Laden:
- verschiedene Trockenfrüchte (ungeschwefelt) wie Aprikosen, Rosinen, Cranberrys, Datteln, Feigen
- Backpflaumen (*oder* Dörrfeigen)
- Gomasio (Sesamsalz)
- Erdmandelflocken und -chips
- verschiedene Kräutertees
- Basenpulver, Heilerde, Heilpflanzensaft

Frühstück

Blitzfrühstück

Zutaten für 1 Portion

- 1 Banane • 1 Apfel • 1–2 EL Erdmandelflocken
- Trockenfrüchte zum Süßen

Zubereitung

- Die Banane zerdrücken, den Apfel dazureiben und mit 1–2 Esslöffeln Erdmandelflocken bestreuen. Nach Belieben mit zerkleinerten Trockenfrüchten süßen.

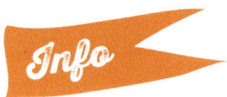

Info

Verdauungs-Nüssli

Die Erdmandel (auch als „Tigernuss" oder „Chufa" bekannt) ist die Wurzelknolle eines tropischen Grases. Erdmandeln sind reich an Ballast- und Mineralstoffen und kommen vor allem bei Darmträgheit und Reduktionsdiäten zum Einsatz. Im Naturkosthandel am geläufigsten sind die Erdmandelflocken (Chufas-Nüssli), neben Chips, Mehl, Milch oder Öl aus Erdmandeln.

Mittagessen

Großer Fruchtsalat mit Beerensauce

Zutaten für 2 Portionen

• Rund 500 g bunt gemischte Früchte (z. B. Weintrauben, Orangen, Äpfel, Bananen, Pflaumen, Birnen) • 200 g gemischte Beeren • 4 frische Datteln • ca. 100 ml Orangen- oder Mandarinensaft • 2 EL Erdmandelflocken

Zubereitung

• Das Obst waschen bzw. gut schälen, in mundgerechte Stücke zerteilen und auf zwei Suppentellern anrichten. Für die Sauce die gewaschenen Beeren und die entsteinten Datteln mit dem Saft pürieren. Die Sauce locker mit dem Fruchtsalat vermengen. Zum Schluss Erdmandelflocken darüberstreuen.

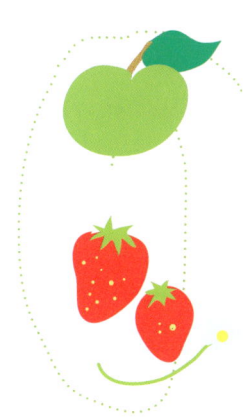

Snacks

Snack 1: 1 frische Pflaume
Snack 2: Gemüsesticks

• Möhren, Kohlrabi, rote Paprikaschote oder Stangensellerie – was Sie gerade dahaben – in feine Streifen schneiden und knabbern.

Abendessen

Gebratene Pfifferlinge mit Tomaten

Zutaten für 2 Portionen

- 250 g Pfifferlinge • 1 EL Mehl • 100 g rote und 100 g gelbe Kirschtomaten • 1 kleine Schalotte • 1 Knoblauchzehe
- 1 Zweig Rosmarin • 1 Zweig Thymian • 2 EL Olivenöl
- Gomasio (Sesamsalz) • Pfeffer

Zubereitung

- Pfifferlinge in einer Schüssel mit 1 EL Mehl bestäuben, kurz mit Wasser abbrausen und abtropfen lassen (Kenner-Trick zum Säubern). Tomaten waschen und beliebig halbieren. Schalotte und Knoblauch schälen und fein würfeln. Rosmarinnadeln und Thymianblättchen abzupfen und hacken.
- Das Öl in einer Pfanne erhitzen. Pfifferlinge, Schalotten- und Knoblauchwürfel darin 1–2 Minuten bei großer Hitze anbraten. Mit Gomasio und Pfeffer würzen. Tomaten und Kräuter zugeben und 1 Minute mitbraten. Dazu passt Kartoffelpüree von 1 großen Kartoffel mit gerösteten Salbeiblättchen.

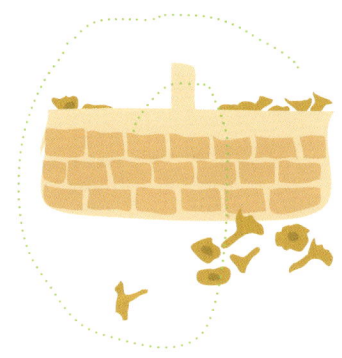

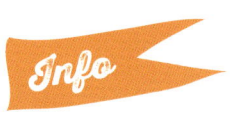

Info

Eine super Jodsalz-Alternative

Gomasio (oder Sesamsalz) besteht aus gerösteten Sesamkörnern und Meersalz im Verhältnis 7 : 1, ist also wesentlich salzärmer als Jodsalz. Es dient zum Würzen von Salaten, Suppen, Getreidegerichten und zum Bestreuen von Brotaufstrichen. Gomasio ist sehr kalziumreich und entsäuert nach der makrobiotischen Ernährungslehre das Blut.

Wellness und Fitness

Erst zur Ruhe kommen

Für alle, denen es schwerfällt, einmal abzuschalten. Damit man sich so richtig wohlfühlen und entspannen kann, hilft mitunter die ganz bewusst getroffene Entscheidung, für einige Zeit den ewigen inneren Monolog um Alltagssorgen, Wünsche oder Probleme einmal auszublenden. „Jetzt nicht!" heißt die Formel dazu. Das hat nichts mit Verdrängung zu tun, sondern vielmehr mit dem berechtigten Wunsch, Kraft zu schöpfen. Ein paarmal lang anhaltend ausatmen unterstützt diesen Moment, an dem man sich innerlich freimacht. Zu Beginn bei ruhiger Musik 5 Minuten lang die Beine hochlegen – mit dem Rücken flach auf dem Boden, die Unterschenkel erhöht, aber waagerecht ablegen.

Abhärten mit Bürstenmassage

Bevor der Winter und damit die Erkältungszeit kommt, hilft es, das Immunsystem auf Trab zu bringen. Nehmen Sie 5–10 Minuten lang ein Ganzkörperluftbad bei relativ niedrigen Temperaturen. Bürsten Sie sich gründlich den ganzen Körper ab, erst sanft, dann fester. Zuerst beide Füße, dann die Beine hinauf über den Bauch bis zum Herzen. Anschließend beide Hände und die Arme bis zur Schulter- bzw. Achselhöhle. Jetzt den Rücken vom Gesäß bis zum Nacken. Zum Schluss den Bauch in großen Kreisen entlang des Dickdarms, rechts aufsteigend beginnen. Schließen Sie mit einer erst warmen und dann kalten Dusche ab.

Rezepte, Wellness und Fitness für den Herbst-Sonntag

Frühstück

Basischer Frühstücksbrei

Zutaten für 2 Portionen
- 1 Möhre • 1 Apfel • 1 Banane • einige Ananasstücke
- 3-4 ganze Mandeln • einige Trockenfrüchte

Zubereitung
- Alle Zutaten mit dem Stabmixer nach Wunsch gröber oder feiner pürieren, ein bisschen Wasser zugeben.

Mittagessen

Spanisches Ofengemüse

Zutaten für 4 Portionen

- 6 EL Olivenöl • 3 mittelgroße Kartoffeln • 2 Zwiebeln
- je 1 rote und gelbe Paprikaschote • 2 kleine Auberginen
- 2 Zucchini • 4 Tomaten • 5 schwarze Oliven • Saft von ½ Zitrone • Gomasio • Pfeffer • Petersilie

Zubereitung

- Den Backofen auf 180° C vorheizen. Das Backblech mit Backpapier belegen und mit 2 EL Olivenöl bepinseln. Die Kartoffeln waschen, längs halbieren und mit der Schnittfläche nach unten auf das Backblech legen. Auf der mittleren Schiene in den Ofen schieben und 15 Minuten backen. Zwiebeln abziehen, quer halbieren, ebenfalls mit der Schnittfläche aufs Backblech legen und nun ebenfalls 15 Minuten backen.
- Paprikaschoten waschen, halbieren, entkernen und in Stücke schneiden. Auberginen waschen, Stielansätze abschneiden, der Länge nach vierteln, in Stücke schneiden. Zucchini waschen, Stiel- und Blütenansätze entfernen und in Scheiben schneiden. Gemüse zu den Kartoffeln und den Zwiebeln aufs Backblech legen. Mit 2 EL Olivenöl beträufeln und 10 Minuten backen.
- Tomaten waschen, halbieren, mit der Schnittfläche nach unten aufs Backblech legen. Paprika, Auberginen und Zucchini wenden. Alles nochmals 10 Minuten backen.

Nach etwa 5 Minuten die entkernten, in Scheiben geschnittenen Oliven über das Gericht streuen.
- Restliches Olivenöl mit dem Zitronensaft mischen. Gemüse aus dem Rohr nehmen und auf einer Platte anrichten. Mit der Olivenölmischung beträufeln, mit Gomasio und Pfeffer würzen und nach Belieben mit frisch gehackter Petersilie bestreuen.
- Tipp: Das Gemüse schmeckt warm und kalt, bereiten Sie daher ruhig etwas mehr zu!

Snacks

Snack 1: 1 reife Birne
Snack 2: 1 Handvoll Erdmandelchips
(Gibt's im Reformhaus, im Bio-Laden und im Internet.)

Abendessen

Fenchel-Möhren-Gemüse mit gebratenen Äpfeln
Zutaten für 2 Portionen
- 1 mittlere Fenchelknolle • 2 Möhren • 1 kleine Zwiebel
- 2 säuerliche Äpfel (z. B. Cox Orange) • Saft von 1 Zitrone
- 1 EL Öl • 1 kleines Glas Wasser • Gomasio • Pfeffer • ½ TL Kümmel • evtl. Sahne • 1 TL Bio-Butter • ½ Bund Petersilie
Zubereitung
- Fenchel waschen, vierteln, vom Strunk befreien und in Stücke schneiden. Möhren schälen und in Scheiben

schneiden. Die Zwiebel schälen und fein hacken. Die Äpfel waschen, das Kerngehäuse ausstechen und die Früchte in dickere Scheiben schneiden. Mit der Hälfte des Zitronensafts beträufeln.

- Das Öl in einem Topf erhitzen, die Zwiebeln darin glasig dünsten, dann das Gemüse etwa 2 Minuten mitbraten, ein kleines Glas Wasser angießen, Gomasio, Pfeffer und Kümmel einrühren. Wer mag, gibt einen Schuss Sahne dazu. Das Gemüse bei geschlossenem Deckel etwa 5 Minuten bissfest garen.

- Die Butter in einer Pfanne zerlassen und die Apfelscheiben bei niedriger Hitze etwa 3 Minuten braten, den restlichen Zitronensaft darübergießen und alles 3 Minuten schmoren.

- Die Petersilie waschen, trocken schütteln und fein hacken, unter das fertige Gemüse mischen und mit den gebratenen Äpfeln servieren.

Wellness und Fitness

Mäßig anstrengend

Wenn die Nächte wieder länger werden und die Temperaturen sinken, empfiehlt es sich, bei allen sportlichen Aktivitäten einen Gang herunterzuschalten. Der Herbst ist nicht die Zeit für Höchstleistungen, die an die Energiereserven gehen. Im Moment sind sanfte Bewegungsarten angesagt, die die Kräftedepots schonen und das Immunsystem stärken: Waldspaziergänge, Gymnastik, Laubrechen, Dehnungsübungen, Bauchtanz, Bowling und so fort. Alles sollte leicht gehen oder höchstens mäßig anstrengend sein.

Fußmassage

Eine Fußmassage ist eine echte Wohltat. Anschließend durchströmt ein warmes Gefühl den ganzen Körper. Massieren Sie alle Bereiche Ihrer Füße ein wenig und dann jeweils ein bis zwei Minuten lang speziell diejenigen Reflexzonenpunkte, die bei Entgiftung und Entsäuerung helfen. Dort immer mit kreisenden Bewegungen vorgehen.

1. Für Dünndarm und Dickdarm

Im gesamten mittleren Bereich beider Fußsohlen – ein wenig in Richtung Ferse versetzt.

2. Für die Milz

Auf der linken Fußsohle – in der Mitte ihrer Länge nach auf der Seite des kleinen Zehs.

3. Für Leber und Gallenblase

Im gesamten mittleren Bereich der rechten Fußsohle, ein wenig Richtung Zehen versetzt.

4. Für die Nieren

In der Mitte beider Fußsohlen – aber jeweils ein wenig mehr auf der Seite des großen Zehs.

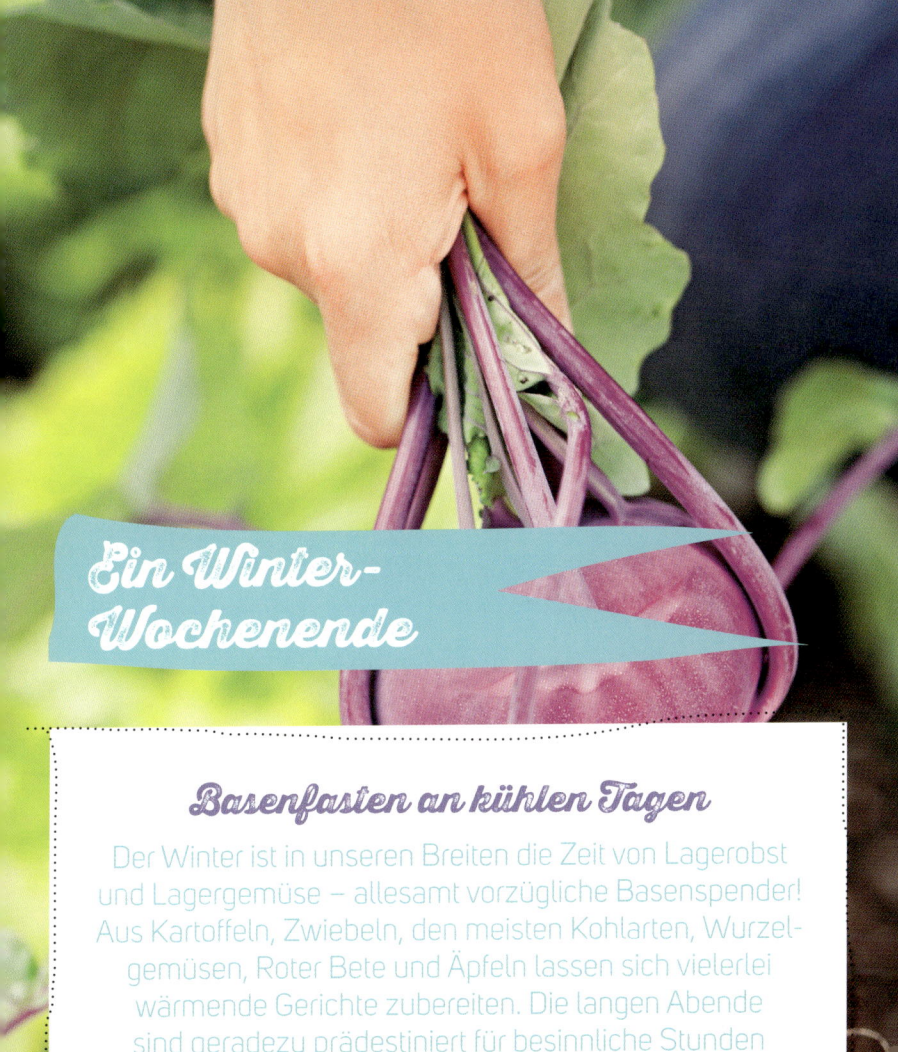

Ein Winter-Wochenende

Basenfasten an kühlen Tagen

Der Winter ist in unseren Breiten die Zeit von Lagerobst und Lagergemüse – allesamt vorzügliche Basenspender! Aus Kartoffeln, Zwiebeln, den meisten Kohlarten, Wurzelgemüsen, Roter Bete und Äpfeln lassen sich vielerlei wärmende Gerichte zubereiten. Die langen Abende sind geradezu prädestiniert für besinnliche Stunden mit Bratäpfeln, Knabbermandeln, süßen Trockenfrüchten und einer schönen Tasse Tee.

Fahrplan Wohlfühl-Wochenende 4

Samstag

Nach dem Aufstehen: Backpflaumen mit Einweichwasser
Vor dem Frühstück: 1 gehäufter TL Basenpulver auf 1 Glas Wasser, 1 EL Heilpflanzensaft
Frühstück: Molke-Frucht-Cocktail
Snack: Trockenfrüchte
Gesundheits-Tipp: Saunabaden

Vor dem Mittagessen (½ bis ¾ Stunde): 1 TL Heilerde auf 1 Glas Wasser
Mittagessen: Kartoffel-Rote-Bete-Topf
Snack: 1 Bratapfel aus dem Backofen mit Zimt
Wellness-Tipp: Teezeremonie

Vor dem Abendessen: 1 gehäufter TL Basenpulver auf 1 Glas Wasser, 1 EL Heilpflanzensaft
Abendessen: Basische Kartoffel-Selleriesuppe
Vor dem Zubettgehen: 1 Tasse Beruhigungstee aus Baldrian, Melisse oder Johanniskraut

Ansonsten tagsüber viel trinken:
Kräutertee, Mineralwasser

Nach dem Aufstehen: Backpflaumen mit Einweichwasser
Vor dem Frühstück: 1 gehäufter TL Basenpulver auf 1 Glas Wasser, 1 EL Heilpflanzensaft
Frühstück: Müsli mit Erdmandelflocken, frisch gepresster Orangensaft
Snack: Maronen
Fitness-Tipp: Schontraining im Sitzen

Vor dem Mittagessen (½ bis ¾ Stunde): 1 TL Heilerde auf 1 Glas Wasser
Mittagessen: Feine Kürbiscremesuppe, Endiviensalat mit Früchten
Snack: 1 Glas Tomatensaft mit Pfeffer
Wellness-Tipp: Basenbad

Vor dem Abendessen: 1 gehäufter TL Basenpulver auf 1 Glas Wasser, 1 EL Heilpflanzensaft
Abendessen: Pellkartoffeln mit Dip aus Trockenfrüchten
Vor dem Zubettgehen: 1 Tasse Beruhigungstee aus Baldrian, Melisse oder Johanniskraut

Ansonsten tagsüber viel trinken:
Kräutertee, Mineralwasser

Einkaufsliste basischer Lebensmittel

Die Basics aus Speisekammer und Kühlschrank:

- stille Mineral-, Quell- oder Heilwässer
- Olivenöl, Kürbiskernöl, Weizenkeimöl
- Mandeln, gehackt und gerieben
- Pfeffer aus der Mühle
- Majoran, Muskatnuss, Lorbeerblätter, Kümmel
- Zimt, Bio-Vanille
- Bio-Butter, Bio-Sahne
- Kartoffeln, Zwiebeln, Knoblauch
- Zitronen

Vom Lebensmittelhändler, vom Feld und aus dem Garten:

- Rote Beten, Meerrettichwurzel, Sellerieknolle, kleiner Kürbis, Endiviensalat
- Birnen, Äpfel (süßlich und säuerlich), Bananen, Orangen
- frische Datteln
- Maronen
- frische Kräuter im Topf (Dill, Petersilie, Basilikum, Schnittlauch, Salbei)
- Tomatensaft

Aus Reformhaus, Apotheke oder dem Bio-Laden:

- Verschiedene Trockenfrüchte (ungeschwefelt) wie Rosinen, Datteln, Aprikosen, Pflaumen, Bananen, Feigen
- Backpflaumen (*oder* Dörrfeigen)

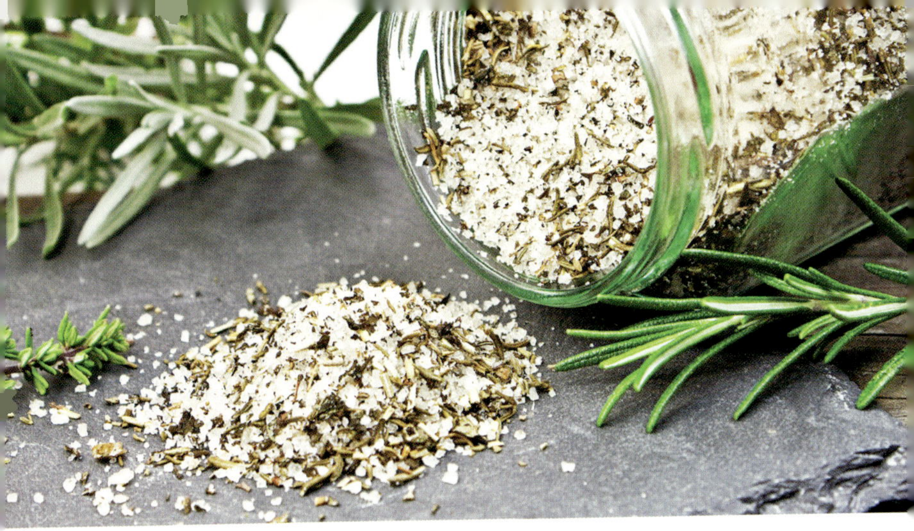

- Diät-Kurmolke
- Karottensaft
- Erdmandelflocken
- Diät-Kräutersalz
- Gemüsebrühe ohne Geschmacksverstärker
- verschiedene Kräutertees
- Basenpulver, Heilerde, Heilpflanzensaft

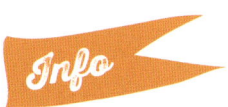

Info

Diät-Kräutersalz

ist ein Salz auf Kaliumbasis (Kaliumchlorid), das mit Sellerie, Zwiebel, Petersilie, Liebstöckel und Rosmarin aromatisiert und mit Kieselsäure (für Haare und Nägel) angereichert wird.

Frühstück

Molke-Frucht-Cocktail

Zutaten für 1 Portion

- 1 kleine Birne • 2 Datteln • 1 Orange • 100 ml Diät-Kurmolke • 150 ml Karottensaft • ½ TL Weizenkeimöl
- 1 EL Erdmandelflocken

Zubereitung

- Die Birne waschen, entkernen und in Stücke schneiden. Die Datteln ebenfalls zerkleinern. Die Orange auspressen. Birnen- und Dattelstücke, Orangensaft und Kurmolke im Mixer pürieren. Karottensaft und Öl dazugeben und nochmals aufmixen. Mit Erdmandelflocken bestreuen.

Mittagessen

Kartoffel-Rote-Bete-Topf

Hier werden zwei Wintergemüse – beide top basisch – unter einen Hut gebracht. Schmeckt lauwarm am besten.

Zutaten für 2 Portionen

- 4 Kartoffeln • 2 Rote-Bete-Knollen • 3 EL Olivenöl
- Saft von ½ Zitrone • Pfeffer • Diät-Kräutersalz
- 1 Meerrettichwurzel

Zubereitung

- Kartoffel und Rote Beten waschen und mit der Schale etwa 25 Minuten in kochendem Wasser garen.
- Zitronensaft, Pfeffer, Diät-Kräutersalz und Olivenöl mit einer Gabel (oder im Milchaufschäumer) zu einer schaumigen Marinade verquirlen.
- Kartoffeln und Rote Beten abseihen, kurz mit kaltem Wasser übergießen und etwas abkühlen lassen. Kartoffeln pellen und Rote Beten dünn schälen. Den Meerrettich schälen und fein reiben.
- Kartoffeln und Rote Beten vierteln und locker in eine große Schüssel füllen. Die Marinade darübergeben und alles vorsichtig vermengen. Kurz durchziehen lassen, geriebenen Meerrettich darüberstreuen und warm verzehren.
- Tipp: Wenn es nicht mehr ums Basenfasten, sondern um basengerechte Ernährung im Alltag geht, können Sie das Gericht mit wachsweich gekochten, halbierten Eiern anreichern.

Snacks

Snack 1: 2–3 getrocknete Feigen oder Datteln
Snack 2: 1 Bratapfel aus dem Backofen
mit Zimt

- 1 süßer Apfel • 1 EL gehackte Mandeln
- 1 EL Rosinen • Saft von ½ Zitrone
- 1 TL Zimt • 1 TL Bio-Butter

- Den Backofen auf 200° C vorheizen. Den Apfel waschen, das Kerngehäuse entfernen und innen mit etwas Zitronensaft beträufeln, damit das Fruchtfleisch nicht braun wird. Die Butter mit den gehackten Mandeln, Rosinen, Zimt und dem restlichen Zitronensaft mischen. Die Masse in den Apfel füllen und ihn in einer Auflaufform im Ofen ca. 30 Minuten braten.

Abendessen

Basische Kartoffel-Selleriesuppe
Zutaten für 2 Portionen
- 2 mittelgroße Kartoffeln • ca. 200 g Sellerieknolle • 1 TL Olivenöl • 0,5 l Gemüsebrühe (instant) • etwas getrockneter Majoran
- 1 Lorbeerblatt • Pfeffer • Diät-Kräutersalz • Muskatnuss
- frisch gehackte Kräuter

Zubereitung
- Die Kartoffeln und die Sellerieknolle schälen und in Würfel schneiden. Das Olivenöl in einer beschichteten Pfanne erhitzen und die Gemüsewürfel darin 2–3 Minuten andünsten, mit Gemüsebrühe aufgießen, Majoran und Lorbeerblatt hinzufügen. Etwa 20 Minuten auf kleiner Flamme köcheln lassen, bis das Gemüse weich ist.
- Das Gemüse mit einem Stabmixer pürieren oder mit der Gabel zerdrücken. Bei Bedarf mit etwas Brühe verdünnen.

Die Suppe mit Diät-Kräutersalz und Pfeffer abschmecken und mit geriebener Muskatnuss verfeinern. Vor dem Servieren gehackte frische Gartenkräuter darüberstreuen.

- Tipp: Man kann statt des Selleries auch andere Gemüse verwenden, etwa Möhren, Lauch oder Fenchel.

Wellness und Fitness

Saunabaden

Das ist die beste Methode, um Entspannung und Tiefenreinigung unter einen Hut zu bringen. Wer nicht daran gewöhnt ist, sollte an seinem Gesundheits-Wochenende das sanfte Sanarium (bis 60°C) dem finnischen Schwitzbad (bis 95°C) vorziehen. Aufgüsse oder Ganzkörper-Tauchbäder sollten Sie wegen der Kreislaufbelastung besser weglassen. Zwei Saunagänge genügen. Falls Sie die Gelegenheit haben – eine Massage im Anschluss ist ideal, um Bindegewebe und Haut zu entschlacken und zu entsäuern.

Teezeremonie

Wenn es im Winter früh dunkel wird, bietet sich eine meditative Teezeremonie bei Kerzenschein an, um Geist und Nerven zu beruhigen und die stete Gier nach Abwechslungen und Konsumreizen einmal zu besänftigen. Die aus dem Zen-Buddhismus stammende *Chanoyu*, wie eine Teezeremonie auf Japanisch genannt wird, sollte in „betonter Einfachheit mit erlesenem Teegeschirr" vollführt werden. Ziel ist es, jedem einzelnen Handgriff von der Zubereitung bis zum letzten Schluck die volle, ungeteilte Aufmerksamkeit zu widmen, ohne dabei gedanklich abzuschweifen. Was dabei hilft, sind immer gleiche Vorgehensweisen wie zum Beispiel die (kleine) Teetasse drei Mal neu aufzufüllen und sich bei der ersten Tasse in Farbe und Aussehen des Tees zu vertiefen, bei der zweiten Geruch und Geschmack und bei der letzten Tasse der Wirkung nachzuspüren. Hierzu gibt es verschiedene Regelwerke aus dem ostasiatischen Raum oder aus Ostfriesland, mit etwas Fantasie kann man ersatzweise selbst bestimmte Abläufe festlegen.

Auch wenn man sich nicht wirklich mit berühmten Tee-meistern wie zum Beispiel Kobori Enshu vergleichen will, so kann man doch auch bei seiner eigenen kleinen Teeze-remonie Momente einer tiefen inneren Sammlung erleben.

Rezepte, Wellness und Fitness für den Winter-Sonntag

Frühstück

Müsli mit Erdmandelflocken
Zutaten für 2 Portionen
• 2 Stück Obst (etwa 1 Banane, 1 Apfel) • ½ Orange oder Zitrone • 2 EL Erdmandelflocken

- Die Früchte waschen, gegebenenfalls schälen oder entkernen und in mundgerechte Stücke schneiden.
- Die Orange oder Zitrone auspressen und den Saft über das geschnittene Obst geben.
- Erdmandelflocken untermischen und das Müsli gleich verzehren.

Mittagessen

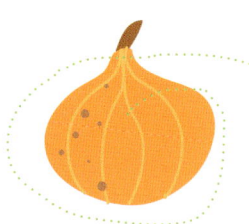

Feine Kürbiscremesuppe
Zutaten für 2 Portionen
- 1 kleiner Kürbis • 1 kleine Zwiebel
- 1 EL Olivenöl • ½ l Wasser • etwas gemahlener Kümmel • ½ Knoblauchzehe
- Diät-Kräutersalz • Pfeffer • ½ Bund Dill
- 100 ml Bio-Sahne • einige Tropfen Kürbiskernöl

Zubereitung
- Den Kürbis vierteln, schälen und mit einem Löffel entkernen. Das Fruchtfleisch in Würfel schneiden. Die Zwiebel schälen und fein würfeln.
- Das Olivenöl in einem Topf erhitzen und die Zwiebel darin glasig dünsten. Die Kürbiswürfel kurz mitbraten lassen, dann mit dem Wasser aufgießen. Mit Kümmel, der durchgepressten Knoblauchzehe, Diät-Kräutersalz und Pfeffer würzen. Etwa 15–20 Minuten bei geschlossenem Deckel leise köcheln lassen, bis der Kürbis weich ist. Inzwischen

den Dill waschen, trocken schütteln, die Spitzen von den Stängeln zupfen.
- Die Suppe mit dem Stabmixer pürieren, die Sahne hinzufügen. Nochmals abschmecken. Einige Tropfen Kernöl in die Suppe einrühren. Auf Teller verteilen, mit Dill garnieren.

Endiviensalat mit Früchten
Zutaten für 2 Portionen
- ½ Endiviensalat • 1 säuerlicher Apfel • 1 Orange
- 1 frische Dattel • 1 TL Zitronensaft • 1 EL Kürbiskernöl
- Diät-Kräutersalz

Zubereitung
- Endiviensalat waschen und in Streifen schneiden. Den Apfel waschen, die Orange schälen. Die Früchte in Würfel schneiden. Die Dattel entsteinen und fein würfeln. Die übrigen Zutaten zu einem Dressing verrühren. Den Salat mit dem Dressing vermischen und sofort servieren.

Snacks

Snack 1: 5 Maronen
Zubereitung
- Maronen an der Spitze kreuzförmig einritzen, im Backofen bei 200° C etwa 10 Minuten ohne Fett auf einem Blech braten, bis die Schale aufspringt. Dann die Außenhülle entfernen und das Fruchtfleisch pur genießen.

Snack 2: 1 Glas Tomatensaft mit Pfeffer

Abendessen

Pellkartoffeln mit Dip aus Trockenfrüchten

Zutaten für 2 Portionen

- 4 mittelgroße Kartoffeln • 100 g getrocknete Früchte
(z. B. Datteln, Aprikosen, Pflaumen, Rosinen) • Saft von
1 Orange • 1 EL geriebene Mandeln • etwas Zitronensaft
- ¼ TL Bio-Vanillepulver • 1 Messerspitze gemahlener Zimt

Zubereitung

- Die Kartoffeln waschen und mit der Schale in Wasser etwa 25 Minuten gar kochen.
- Inzwischen die Trockenfrüchte in Würfel schneiden. Mit dem Orangensaft im Mixer oder mit dem Stabmixer pürieren. Geriebene Mandeln einrühren, mit Zitrone, Vanille und Zimt abschmecken. Dazu die gepellten Kartoffeln reichen.

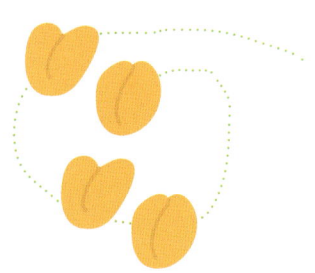

Wellness und Fitness

Schontraining im Sitzen

Jeder Mensch kann mehr Bewegung in sein Leben bringen, auch auf niedrigem Leistungsniveau, beispielsweise mit Übungen im Sitzen.

1. Setzen Sie sich gerade hin – die Oberschenkel halten Sie waagerecht.
2. Machen Sie alle möglichen Bewegungen mit den Armen oder Ihrem Oberkörper, die Ihnen einfallen. Doch wiederholen Sie jede einzelne Bewegung 5–10 Mal, um einen Übungscharakter zu erzeugen. Stellen Sie sich so selbst ein kleines Programm zusammen.
3. Beide Arme gleichzeitig weit nach vorne strecken und wieder zurückziehen.
4. Linken und rechten Arm abwechselnd mit Schwung nach vorne strecken und zurückziehen, fast wie beim Freistilschwimmen.
5. Beide Hände links- und rechtsherum hinter das Gesäß bringen und das Kinn zum Brustbein hin bewegen.
6. Arme über dem Kopf verschränken und den Oberkörper hin und her wiegen.
7. Arme waagerecht weit zur Seite ausstrecken und kleine Kreise machen, erst vorwärts, dann rückwärts usw.

Basenbad

Ein Basenbad regt die Aktivität der Talgdrüsen an, fördert die Säureausscheidung der Haut, entschlackt das Bindegewebe, entspannt und sorgt für einen gesunden Schlaf.

Lassen Sie etwa 38° warmes Wasser in die Badewanne einlaufen. Fügen Sie 5–6 Esslöffel Basenpulver (Reformhaus, Apotheke, Bio-Laden) hinzu.

Verwöhnen Sie Ihre Augen mit einigen Rosenblättern auf dem Wasser und tauchen Sie das Badezimmer in romantisches Kerzenlicht. Geben Sie einige Tropfen Rosenöl in eine Duftlampe, wenn Sie mögen.

Entspannen Sie 15–20 Minuten in dem warmen Wasser. Lassen Sie anschließend die Wasserreste im warmen Badezimmer auf Ihrer Haut antrocknen. Erst dann in einen Bademantel schlüpfen.

Am besten nehmen Sie das Bad abends und gehen bald darauf zu Bett. Sie werden herrlich schlafen.

Verwöhn-Massage mit Basenpulver

Auch eine Massage mit Basenpulver fördert die Entschlackung und Entsäuerung, entspannt und pflegt die Haut. Streichen Sie zuerst von Kopf bis Fuß ein gutes Körperöl in Ihre Haut ein, massieren Sie sich anschließend mit einer Handvoll basischem Salz. Warm abduschen, die Wasserreste etwas antrocknen lassen und gut zugedeckt eine Weile ruhen.

Und wie geht's weiter nach dem Basen-Wochenende?

Sie haben an Ihrem Gesundheits-Wochenende alle säuernden Lebensmittel radikal ausgespart und dadurch Ihren Säure-Basen-Haushalt wieder ins Lot gebracht. Und nun? Bevorzugen Sie basisches Essen und Trinken grundsätzlich weiter. Aber geben Sie nach und nach auch anderen Lebensmitteln wieder Raum, was insbesondere für solche

Merkblatt: Gute Säurebildner

- Nüsse (Walnüsse, Haselnüsse, Macadamianüsse, Paranüsse etc.)
- Ölsaaten (Leinsamen, Sesam, Sonnenblumenkerne, Kürbiskerne etc.)
- Tofu und andere hochwertige Sojaprodukte (Miso, Tempeh, Sojasahne etc.)
- Bio-Eier, Milch, Joghurt
- Frischfisch aus Bio-Aquakultur
- Hülsenfrüchte (Linsen, Kichererbsen, getrocknete Erbsen etc.)
- Vollkornprodukte (Brot, Nudeln, Reis, Couscous, Bulgur etc.)

gelten sollte, die schwache Säurebildner und ansonsten sehr gesund
sind. Diese Lebensmittel werden
zwar sauer verstoffwechselt, spen-
den dem Organismus aber viele le-
bensnotwendige Nährstoffe, Mineralien, Vitamine und andere Substanzen,
die absolut gesundheitsfördernd sind. Sie gehören auf jeden ausgewogenen Speiseplan.

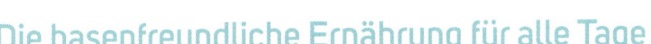

Die basenfreundliche Ernährung für alle Tage

Im Alltag kommt es bei einer gesunden Ernährung vor allem
auf das richtige Verhältnis zwischen basischen und säurebildenden Lebensmitteln an. Die moderne Ernährungswis-
senschaft weiß, dass unser Essen auf Dauer ausgewogen
und vielseitig zusammengestellt sein sollte. Fisch liefert
herzschützende Omega-3-Fettsäuren, Milchprodukte sind
die besten Kalziumspender, und eine Versorgung mit Eisen
und essenziellen Aminosäuren, den kleinsten Eiweißbau-
steinen, ist ohne Fleisch jedenfalls schwieriger. In unseren
Breiten werden solche Säurebildner allerdings allzu zahl-
reich konsumiert. Da sollte man gegensteuern – wie so oft,
ist auch hier das rechte Maß ausschlaggebend.
Hat man Basenreserven angelegt, indem man sich kurmä-
ßig eine Zeit lang basenüberschüssig ernährt hat, können
anschließend Säureangriffe im Stoffwechsel leichter abge-
federt werden.

Die 80 : 20-Regel

„80 zu 20" lautet die Zauberformel einer gesunden, basenorientierten Ernährung, also 80 Prozent basische und neutrale Lebensmittel mit 20 Prozent säureüberschüssigen kombinieren. Rund gerechnet sieht das so aus: Wenn Sie 400 g Kartoffeln und Gemüse auf dem Teller haben, kommen etwa 100 g Fisch, Fleisch, Meeresfrüchte, Eier oder Milchprodukte hinzu. Wenn Sie mehr von den Säuerlingen mögen, reichen Sie noch einen gemischten Salat dazu. Vielleicht achten Sie auch darauf, dass ein Gericht immer nur einen starken Säurebildner aufweist, also z. B. Gulasch nicht mit Makkaroni (beide sauer) auf den Tisch bringen, sondern besser mit den basischen Kartoffeln.

Merkblatt: Die Top 11 der Basenbildner

Die Hitliste basenbildender Lebensmittel wird angeführt von Rosinen und getrockneten Feigen (in bester Qualität), getrockneten Pfifferlingen, Petersilie, Löwenzahn, Karotten, Kartoffeln, Fenchel, schwarzen Johannisbeeren, Bananen und Maronen (Esskastanien). Bei starken Übersäuerungssymptomen leisten zusätzlich basische Mineralstoffpräparate aus der Apotheke gute Dienste.

Wie kombinieren?

Achten Sie auf eine geschickte Verbindung von Säurebildnern mit frischem Gemüse, Salat und Obst. So bleibt Ihr
Säure-Basen-Konto stets ausgeglichen. Folgende Kombi-
nationen ergeben sich in etwa nach der von Experten er-
rechneten aktuellen Säure-Basen-Tabelle.

Säurebildner	Basischer Ausgleich durch
100 g mageres Rindfleisch	200 g Pellkartoffeln
100 g Nudeln	200 g Gemüse
100 g Haferflocken	15 g Trockenfrüchte
100 g Krabben	100 g Kopfsalat
100 g Leberwurst	200 g Sellerie
100 g Forelle	200 g Feldsalat
100 g weißer gekochter Reis	100 g Schwarzwurzeln
200 g Naturjoghurt	100 g Ananas
100 g Hühnchen	100 g Fenchel *plus* 100 g Gurke
100 g Lachs	200 g Kartoffeln *und* 1 Portion gemischter Salat

Besser Kartoffeln als Nudeln

Kartoffeln (außer in Form von Chips und Pommes frites) sind
hervorragende Basenspender und sollten daher auch in der
Alltagsküche möglichst oft in den verschiedensten Variationen zubereitet werden. Als Beilage sind sie die idealen Be-

gleiter für alle Säurebildner. Die Sättigungsbeilagen Nudeln und Reis hingegen sind selber Säuerlinge. Man sollte ihre Wirkung immer mit Gemüse, Tomaten, Oliven und einem frischen Salat auszugleichen versuchen. Als Begleiter von Fleisch, Fisch und Ähnlichem sind sie also nur zu empfehlen, wenn man mit anderen potenten Basenspendern dagegenhält.

Schlechte Säurebildner aussparen

Auf jeden Fall in nur geringem Maße konsumieren sollte man sogenannte schlechte Säurebildner wie fette Würste, Schweinebauch, Speck, Frühstücksfleisch, Burger, Süßgetränke, Cola, Chips und Pommes frites, Weißbrot, Torten, üppige Kuchen oder Tiefkühlpizza und andere Fertiggerichte. Sie wirken wesentlich stärker säurebildend als die meisten anderen Lebensmittel. Sie sind zu stark chemisch behandelt (Geschmacksverstärker, Konservierungsstoffe etc.), enthalten zu viel Salz oder Zucker, manche zu viele Röststoffe (Acrylamide). Sie bestehen oft aus sogenannten leeren Kohlenhydraten, die den Blutzuckerspiegel ungünstig beeinflussen. Sie liefern zu wenig/kaum Vitamine und andere wertvolle Nahrungsbestandteile, sind stattdessen meist zu fett und zu kalorienreich.

Fleisch

Fleisch ist aus ethischen Gründen, wegen der zu hohen Umweltbelastung bei der Zucht und möglicher Antibiotika- und

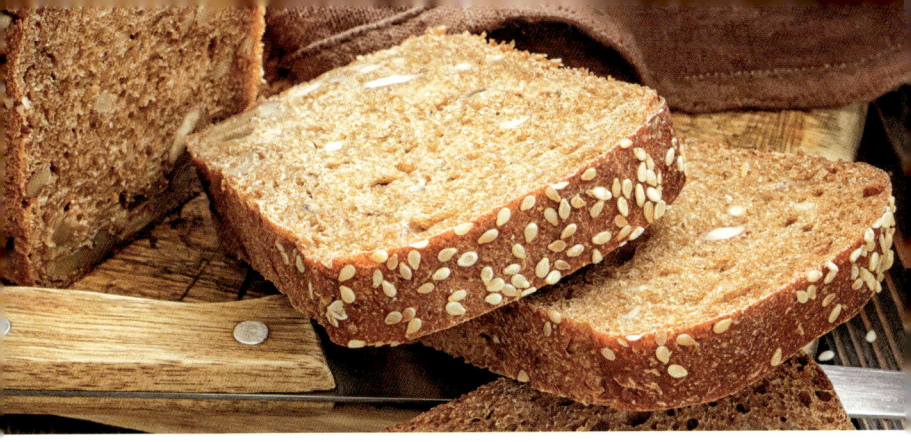

Hormonrückstände nur dann als gesundes Lebensmittel zu bewerten, wenn es aus artgerechter und streng ökologisch ausgerichteter Haltung stammt. Dann liefert es hochwertiges Eiweiß, den wichtigsten Baustoff unseres Körpers, der für das kollagene Gerüst der Knochen, für Muskeln, Blut, Immunsystem und Hormone benötigt wird. Wegen seiner säuernden Wirkung sollte es aber seltener auf den Teller kommen, als es in unseren Breiten üblicherweise der Fall ist.

Brot, ein ganz besonderer Stoff

Brot ist im leicht sauren Bereich angesiedelt, deswegen wurde auch beim Basenfasten darauf verzichtet. Gerade Getreideprodukte aus vollem Korn liefern aber viele wertvolle Mineralstoffe (Kalium, Kalzium, Magnesium), antikanzerogene Substanzen sowie Ballaststoffe für eine gesunde Verdauung und sind ein unverzichtbarer Bestandteil jeder ausgewogenen Ernährung. Wegen seiner guten Inhaltsstoffe platzieren einige Säureforscher Brot aus vollem Korn sogar im neutralen Bereich.

Übrigens sind die Getreide Mais, Buchweizen und Grünkern weniger säuernd als Amaranth, Hafer oder Hirse. Was die Säure-Basen-Frage anbelangt, sind Vollkornmehle eher im Nachteil gegenüber dem raffinierten Mehl aus geschälten Getreidekörnern.

Brotbeläge sorgfältig auswählen!

Leberwurst, Corned Beef, Salami oder Schinken sind stark säuernd, ebenso die meisten Käsesorten. Damit wird eine Brotzeitstulle im Nu zur Säurefalle. Wenn es also belegte Brote sein müssen, stärken Sie immer die Basenfront – mit Salat, Möhren, Gurken oder Tomaten oder auch einem Stück Apfel.

Getränke

Behalten Sie am besten die Gewohnheit bei, am Tag etwa zwei Liter gutes Wasser und Kräutertees zu trinken. Dies ist ein Stützpfeiler der basisch orientierten Lebensweise.

Und was ist mit Alkohol?

Größere Mengen Alkohol werden stets sauer verstoffwechselt und haben daher in der basischen Ernährungsform nichts zu suchen. Dies gilt folglich immer für Hochprozentiges. Ein unangenehmer Kater ist ja auch nichts anderes als eine kurzfristige Übersäuerung des Körpers und kann mit der Zufuhr von basischen Mineralsalzen abgemildert werden. Dunkles Bier sowie guter trockener Rot- oder Weißwein wirken grundsätzlich wenig säuernd. So ist nichts dagegen einzuwenden, wenn Sie gelegentlich ein Glas davon zum Essen genießen. Bleibt es allerdings nicht bei diesem Gläschen, kommt es zu sauren Reaktionen – vom Suchtpotenzial des Alkohols einmal ganz abgesehen.

Basenbewusstsein
kann man lernen. Achten Sie darauf, dass zuerst jede einzelne Ihrer Mahlzeiten und schließlich die gesamte Tagesbilanz basenüberschüssig ausfällt.

Stress vermeiden

Alle länger andauernden Belastungen, übrigens auch die positiven, setzen im Körper Stresshormone (Adrenalin, Noradrenalin, Cortisol) frei. Auch sie wirken säurebildend. Kümmern Sie sich deshalb regelmäßig um Ihr Innenleben und ersparen Sie sich Sorgenfalten – so weit es eben geht. Und nicht vergessen: Manchmal sind auch zu viele Säuren im Organismus daran schuld, dass wir im wahrsten Sinn des Wortes „versauern" und zum „Herumgiften" neigen. Gegen diese spezielle Erscheinung, die irrtümlich oft anderen Ursachen zugeschrieben wird, hilft garantiert ein Wochenende mit dem bewährten Basenfasten!

Register

Mittagessen

Abendessen

Wellness-Tipps:

Verzeichnis der Rezepte

Frühstück

Fitness-Übungen:

Impressum

1. Auflage 2015

© 2015 by Südwest Verlag, einem Unternehmen der Verlagsgruppe Random House GmbH, 81637 München.

Hinweis

Die Ratschläge/Informationen in diesem Buch sind von Autorin und Verlag sorgfältig erwogen und geprüft, dennoch kann eine Garantie nicht übernommen werden. Eine Haftung der Autorin bzw. des Verlags und seiner Beauftragten für Personen-, Sach- und Vermögensschäden ist ausgeschlossen.

Über die Autorin

Margot Hellmiß verfasst seit vielen Jahren erfolgreiche Ratgeber zu ernährungswissenschaftlichen, medizinischen und naturheilkundlichen Themen. Sie ist Expertin in allen Fragen rund um Fasten, Diäten und Entgiftungskuren. Einem breiten Leserpublikum ist sie vor allem durch ihren Bestseller *Natürlich heilen mit Apfelessig* bekannt, der in zahlreiche Sprachen übersetzt wurde.

Bildnachweis

Fotolia.com: 59 (Robert Kneschke), 79 (Printemps), 107 (Pixelot); Shutterstock.com: 6, 7 (Subbotina Anna), 21 (Efired), 41 (gpointstudio), 48, 49 (Olga Pink), 61 (Konstanttin), 73 (Dirima), 75 (pilipphoto), 87, 123 (Sea Wave), 89 (Sunny Studio), 93 (CGissemann); StockFood: 103 (Eising Studio – Food Photo & Video)

Projektleitung

Sarah Gast

Redaktion

Claudia Fritzsche, München

Bildredaktion

Melanie Greier

Layout

Katja Muggli, München

Umschlaggestaltung

*zeichenpool, München, unter Verwendung zweier Illustrationen von shutterstock/pixelnest und PinkPueblo

Satz

Layer-Cake, Jürgen Kiermeier, München

Lithografie

Artilitho snc, Lavis (Trento)

Druck und Bindung

TĚŠÍNSKÁ TISKÁRNA, ČESKÝ TĚŠÍN

Printed in the Czech Republic

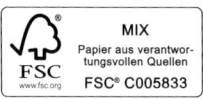

Verlagsgruppe Random House FSC® N001967

Das für dieses Buch verwendete FSC®-zertifizierte Papier *Profimatt* liefert Sappi Ehingen.

ISBN: 978-3-517-08910-2